Maigrir dans la joie : régime vivant et anti-inflammatoire

La quête d'un corps sain et léger ne devrait jamais être un chemin de privation ou de souffrance. C'est une danse joyeuse, une renaissance à travers des choix conscients et bienveillants. Dans ce livre, je vous invite à découvrir une approche différente du "régime" : une aventure nourrie par la vitalité, le plaisir et l'équilibre.

Le régime vivant et anti-inflammatoire que je propose repose sur des fondations solides : des aliments riches en vie, des habitudes qui honorent le corps et une reconnexion profonde avec vos propres besoins. Loin des promesses illusoires et des solutions temporaires, il s'agit ici de bâtir un mode de vie durable, joyeux et profondément ancré dans le respect de vous-même.

À travers ces pages, vous apprendrez non seulement à perdre du poids, mais aussi à transformer votre relation avec votre corps et votre assiette. Je vous guiderai dans ce processus avec des outils simples, des recettes savoureuses et des conseils pratiques pour équilibrer vos émotions et revitaliser vos cellules.

Maigrir dans la joie, c'est réapprendre à écouter votre corps, à savourer chaque bouchée et à retrouver un bien-être que vous pensiez peut-être hors d'atteinte. Ensemble, faisons de ce voyage une célébration de la vie. 🌱

Êtes-vous prêt·e à danser avec légèreté et énergie ? Commençons !

1. Pourquoi maigrir dans la joie ?

2. Comprendre l'inflammation : l'ennemi silencieux

3. Vivre, manger, vibrer

4. Le poids de nos émotions

5. Les aliments vivants : un cadeau pour le corps

6. La magie des fruits frais

7. Écouter son corps, écouter son cœur

8. L'eau vivante : la source de toute vie

9. Le jeûne doux, un baume pour l'organisme

10. Les légumes crus : la force de la terre

11. Respirer pour éliminer

12. Le sucre naturel, ami ou ennemi ?

13. La détoxication : nettoyer pour renaître

14. Les huiles essentielles de santé

15. Les jus frais : élixirs de vitalité

16. L'intestin, notre deuxième cerveau

17. Libérez les toxines avec le mouvement

18. Les aliments qui nourrissent la joie

19. La clé des combinaisons alimentaires

20. Simplifier l'assiette pour alléger l'esprit

21. Le rôle de la mastication dans la satiété

22. Manger moins, vivre plus

23. L'énergie des graines germées

24. Les super-aliments : booster naturel

25. Les ennemis de la vitalité : aliments morts

26. S'alléger grâce aux monodiètes

27. Le pouvoir des épices anti-inflammatoires

28. L'hydratation, bien plus qu'un réflexe

29. Le plaisir de l'assiette colorée

30. Reconnecter avec son instinct alimentaire

31. Les habitudes modernes qui nous alourdissent

32. Le sommeil réparateur pour maigrir

33. Les clés pour réduire le stress oxydatif

34. Bouger en conscience : une danse intérieure

35. Se réapproprier la faim véritable

36.Les bienfaits de l'alimentation saisonnière

37. Le soleil : votre allié minceur

38. Cuisiner sans cuisson : l'art du vivant

39. Le rôle des enzymes dans la digestion

40. Les dangers cachés des produits transformés

41. Les bienfaits insoupçonnés du jeûne intermittent

42. Ritualiser ses repas pour maigrir en paix

43. Les pièges des régimes classiques

44. Revenir à l'essentiel : l'alimentation intuitive

45. La respiration : une aide minceur naturelle

46. Les boissons qui réveillent la vitalité

47. Dire adieu aux aliments inflammatoires

48. Apprendre à aimer les aliments simples

49. La pleine conscience en cuisine

50. Le rituel du brossage à sec pour drainer

51. La santé dans chaque cellule

52. Les rythmes naturels de digestion

53. Pourquoi éviter les excès d'acidité ?

54. Le rôle fondamental des fibres alimentaires

55. Les bienfaits des noix et des graines

56. Les aliments fermentés : alliés de l'intestin

57. Apaiser les fringales émotionnelles

58. Se détoxifier des polluants modernes

59. Se reconnecter à la nature pour maigrir

60. Les bains dérivatifs : l'allié détox méconnu

61. Apprivoiser le gras : le bon et le mauvais

62. Les protéines végétales : les bâtisseurs légers

63. Apprendre à ralentir pour mieux digérer

64. Se reconnecter au plaisir de bouger

65. L'amour de soi : clé ultime pour s'alléger

66. Le pardon envers son corps

67. Créer des habitudes joyeuses et durables

68. Maigrir, c'est renaître à soi-même

69. Vivre avec légèreté : la joie retrouvée

1. Pourquoi maigrir dans la joie ?

Maigrir est souvent perçu comme une bataille, un combat acharné contre soi-même et contre des kilos vus comme des ennemis. Pourtant, envisager la perte de poids sous cet angle nous éloigne de l'essentiel : prendre soin de soi dans la bienveillance et l'amour. Pourquoi ne pas transformer cette quête en une expérience joyeuse, lumineuse et enrichissante ?

La joie est une énergie puissante, capable de nourrir le corps et l'esprit. Lorsque nous abordons le processus de transformation avec enthousiasme, nous créons un cercle vertueux. Notre corps réagit positivement à l'amour que nous lui portons, nos efforts deviennent des gestes naturels et notre mental, libéré de la pression, s'épanouit. C'est là que réside la clé : maigrir n'est pas une punition, mais une célébration.

Choisir la joie, c'est aussi changer son regard sur l'alimentation. Au lieu de compter les calories ou de se priver, on privilégie des aliments vivants, colorés et vibrants. Chaque repas devient un moment de plaisir, une occasion de nourrir ses cellules tout en réjouissant ses papilles. C'est découvrir que ce qui est bon pour le corps peut aussi être délicieux, rassasiant et festif.

Le mouvement, souvent associé à la contrainte, peut lui aussi se transformer en une source de bonheur. Dans une promenade au grand air, une danse improvisée ou un étirement matinal, on redécouvre la joie simple de sentir son corps en action. L'idée n'est pas de forcer, mais de s'amuser, de jouer avec son énergie et de savourer chaque pas vers un mieux-être.

Enfin, la joie ouvre la porte à un véritable dialogue avec soi-même. Elle nous invite à écouter nos besoins, à respecter nos rythmes et à honorer nos victoires, petites ou grandes. C'est en cultivant cette relation douce et respectueuse avec son corps que l'on trouve un équilibre durable.

Maigrir dans la joie, c'est bien plus qu'un objectif physique. C'est une philosophie de vie, une manière d'embrasser chaque étape avec gratitude et légèreté. En choisissant la joie comme guide, nous nous offrons bien plus qu'un changement visible : nous accueillons une transformation intérieure profonde et durable.

2. Comprendre l'inflammation : l'ennemi silencieux

L'inflammation est une réponse naturelle et vitale de notre corps. Elle agit comme un mécanisme de défense, une alarme face à une blessure ou une agression. Lorsqu'elle est ponctuelle et bien régulée, elle participe à la guérison. Mais lorsqu'elle s'installe de manière chronique, elle devient un ennemi insidieux, épuisant nos ressources et favorisant de nombreux maux, y compris la prise de poids.

Dans nos modes de vie modernes, l'inflammation chronique est omniprésente. Elle naît souvent de ce que nous mettons dans nos assiettes : aliments transformés, sucres raffinés, graisses saturées ou encore excès de produits animaux. Ces choix surchargent l'organisme, l'enflamment à petit feu et déséquilibrent notre métabolisme.

Mais l'alimentation n'est pas seule en cause. Le stress, la sédentarité, le manque de sommeil ou encore l'exposition aux toxines environnementales viennent nourrir cette flamme sourde. Peu à peu, l'inflammation chronique fragilise nos organes, alourdit notre corps et altère notre énergie.

Pourtant, il est possible d'éteindre ce feu intérieur. La clé réside dans un retour à l'équilibre. En privilégiant des aliments vivants et vibrants — fruits, légumes crus, graines germées et huiles riches en oméga-3 —, nous apportons à notre corps les outils nécessaires pour apaiser cette inflammation. Ces aliments agissent comme des alliés, apportant des antioxydants et des nutriments essentiels qui réparent et calment l'organisme.

Mais cela ne suffit pas. Revenir à un rythme de vie harmonieux est tout aussi essentiel. Respirer profondément, marcher au grand air, sourire davantage et libérer les tensions accumulées participent à la diminution de l'inflammation. Tout comme le repos, qui permet à nos cellules de se régénérer.

Comprendre l'inflammation, c'est aussi prendre conscience qu'elle n'est pas notre ennemie, mais un messager. Elle nous alerte lorsque quelque chose ne va pas, lorsqu'un déséquilibre s'installe. En l'écoutant et en répondant avec des gestes simples, empreints de douceur, nous lui permettons de s'apaiser.

L'inflammation chronique n'est pas une fatalité. En apprenant à reconnaître ses causes et en adoptant un mode de vie plus en phase avec les lois du vivant, nous pouvons transformer ce cercle vicieux en un cercle vertueux. Et avec lui, retrouver un corps léger, vibrant de santé et une vie pleine de joie.

3. Vivre, manger, vibrer

La vie est une vibration. Chaque battement de notre cœur, chaque souffle que nous prenons, chaque pensée qui traverse notre esprit est une onde qui parcourt notre être. Pourtant, bien souvent, nous étouffons cette vibration. Nous la comprimons sous le poids d'aliments morts, d'habitudes rigides et d'émotions non digérées. Mais vivre pleinement, c'est renouer avec cette vibration originelle, la laisser s'amplifier à travers nos choix, nos gestes et notre façon de nous nourrir.

Manger n'est pas un simple acte pour remplir l'estomac ; c'est un échange intime avec la vie. Les aliments vivants — fruits, légumes crus, graines germées — sont chargés d'énergie solaire, de cette vibration pure qui nourrit nos cellules et élève notre esprit. En les choisissant, nous honorons notre corps et lui offrons une nourriture qui le régénère au lieu de l'alourdir.

Manger vivant, c'est aussi simplifier. Retrouver la saveur brute d'un fruit mûri au soleil, la fraîcheur croquante d'un légume tout juste cueilli. En revenant à l'essentiel, on libère notre organisme des surcharges, on lui permet de respirer à nouveau. Cette légèreté dans l'assiette se traduit par une légèreté dans le corps, dans les pensées et dans le cœur.

Mais vivre et manger ne suffisent pas. Il faut vibrer. Vibrer, c'est écouter son corps, ses besoins, et se reconnecter à ce que la nature a de plus pur. C'est bouger avec joie, danser sous la pluie, rire à pleins poumons. Chaque mouvement, chaque éclat de rire est une invitation à faire circuler l'énergie, à éveiller cette vibration endormie.

Vibrer, c'est aussi être en harmonie avec soi-même et avec le monde qui nous entoure. C'est transformer chaque repas en un acte sacré, chaque geste en une célébration de la vie. En prenant conscience de notre interdépendance avec la nature, nous apprenons à consommer avec gratitude, à savourer chaque bouchée comme un cadeau.

Quand nous vivons, mangeons et vibrons dans l'alignement, tout change. Les kilos superflus s'envolent, non pas parce que nous les combattons, mais parce qu'ils n'ont plus leur place dans un corps plein de vitalité. Les blocages émotionnels se dissolvent, laissant place à une énergie nouvelle.

Vivre, manger, vibrer, c'est embrasser la vie dans toute sa richesse. C'est s'alléger, s'épanouir et rayonner. C'est revenir à soi, dans la joie et la simplicité, et laisser la vibration de la vie nous traverser pleinement.

4. Le poids de nos émotions

Nos émotions ont un poids. Elles se logent dans nos cellules, se gravent dans nos tissus et parfois, s'alourdissent jusqu'à peser sur notre corps tout entier. Ce poids invisible peut s'accumuler au fil des années, influençant notre santé, notre énergie et même notre silhouette. Comprendre ce lien entre émotions et corps est une clé essentielle pour maigrir dans la joie.

Lorsque nous vivons des moments difficiles, notre organisme entre en alerte. Le stress, l'anxiété ou la tristesse génèrent des tensions qui se traduisent par des déséquilibres hormonaux. Le cortisol, souvent appelé l'hormone du stress, pousse le corps à stocker des graisses, notamment au niveau de l'abdomen. Ce mécanisme, hérité de nos ancêtres pour survivre en période de danger, devient un fardeau dans nos vies modernes où le stress est constant.

Mais le poids des émotions ne se résume pas à des hormones. Il y a aussi ces blessures non exprimées, ces colères étouffées, ces chagrins que l'on masque derrière une bouchée de chocolat ou une assiette trop remplie. Manger devient alors un refuge, une tentative de combler un vide ou d'apaiser une douleur. Pourtant, cette solution temporaire nous enferme souvent dans un cercle vicieux : plus on mange pour se consoler, plus on s'éloigne de l'apaisement véritable.

Pour alléger son corps, il faut d'abord alléger son cœur. Ce chemin passe par l'écoute de soi, une écoute profonde et bienveillante. Accueillir ses émotions, sans les fuir, c'est leur permettre de circuler au lieu de stagner. Pleurer, rire, crier si nécessaire : chaque expression libère une part de ce poids invisible.

L'alimentation vivante peut aussi être un outil puissant pour équilibrer nos émotions. Les fruits et légumes crus, riches en enzymes et en énergie solaire, nourrissent non seulement le corps mais aussi l'esprit. Ils apaisent les inflammations, y compris celles que nos émotions provoquent. En mangeant avec conscience, en savourant chaque bouchée, on rétablit une connexion profonde avec soi-même, qui aide à mieux gérer ses ressentis.

Bouger est tout aussi essentiel. Une promenade dans la nature, une séance de yoga ou une danse spontanée permet de transformer les énergies stagnantes en forces vives. Ces mouvements simples nous reconnectent à notre corps, nous libèrent de nos tensions et ouvrent un espace de légèreté intérieure.

Le poids de nos émotions n'est pas une fatalité. Il est une invitation à plonger en soi pour mieux se comprendre, mieux se respecter. En apprenant à écouter nos émotions, à les accueillir et à les transformer, nous faisons plus que maigrir : nous devenons plus légers, plus libres, et nous retrouvons la joie de vivre dans toute sa plénitude.

5. Les aliments vivants : un cadeau pour le corps

Imaginez une nourriture pleine de vie, débordante d'énergie, prête à nourrir chaque cellule de votre corps. Les aliments vivants sont cela : des cadeaux offerts directement par la nature, intacts, vibrants, et riches de tout ce que la vie a à offrir. Fruits, légumes crus, graines germées et noix brutes ne se contentent pas de remplir notre estomac ; ils régénèrent, réparent et revitalisent.

Quand nous consommons des aliments vivants, nous ingérons bien plus que des nutriments. Nous absorbons l'énergie du soleil captée par les plantes, la force de la terre et l'eau pure qu'elles contiennent. Ces aliments sont encore vivants lorsqu'ils entrent dans notre corps, porteurs d'enzymes précieuses qui facilitent la digestion et permettent à nos organes de se reposer et de se régénérer.

Le contraste avec les aliments transformés est frappant. Ces derniers, souvent dépourvus de vie et saturés d'additifs, alourdissent le corps et perturbent notre énergie. Ils fatiguent notre système digestif et laissent derrière eux des résidus toxiques qui enflamment nos tissus. Manger vivant, c'est s'alléger, redonner à notre corps ce qu'il mérite : le meilleur de la nature, dans sa forme la plus pure.

Les fruits, avec leur richesse en vitamines, minéraux et eau structurée, hydratent et nettoient le corps en profondeur. Les légumes crus, eux, regorgent de fibres, d'antioxydants et de chlorophylle, une véritable cure de jouvence pour nos cellules. Quant aux graines germées, elles incarnent la vie en devenir, concentrant une énergie vitale exceptionnelle.

En intégrant ces aliments dans notre quotidien, nous offrons à notre organisme une chance de se rééquilibrer. Peu à peu, les inflammations diminuent, la digestion s'améliore, l'énergie revient. Le corps, allégé de ses surcharges, retrouve sa vitalité naturelle, et avec elle, un poids en harmonie avec notre essence.

Mais les aliments vivants ne nourrissent pas seulement le corps. Ils nourrissent aussi l'esprit. Manger une assiette colorée, croquer dans un fruit juteux, sentir la fraîcheur d'une herbe aromatique, c'est se connecter à la beauté du vivant, à cette intelligence naturelle qui sait ce qui est bon pour nous.

Adopter les aliments vivants, c'est se faire un cadeau précieux : celui de la santé, de l'énergie et de la joie. C'est dire oui à une alimentation qui respecte notre corps et le remercie pour tout ce qu'il fait pour nous. Et c'est découvrir que la nature, dans sa générosité infinie, nous offre tout ce dont nous avons besoin pour vivre, aimer et vibrer.

6. La magie des fruits frais

Les fruits frais sont de véritables trésors de la nature. Colorés, juteux, sucrés, ils attirent nos sens et éveillent notre joie de vivre. Mais au-delà de leur apparence et de leur saveur, les fruits sont une source de magie pour notre corps, une offrande parfaite de la vie.

Chaque fruit est une alchimie divine. Né d'un arbre ou d'une plante ayant capté l'énergie du soleil, il concentre cette lumière dans une forme comestible, vibrante et accessible. Quand nous mangeons un fruit, nous absorbons cette énergie solaire, pure et vivante, qui vient nourrir nos cellules et éveiller notre vitalité.

Les fruits sont riches en eau structurée, une eau pleine de vie, parfaitement adaptée à nos besoins. Ils hydratent, purifient et nettoient le corps en profondeur, aidant à éliminer les toxines accumulées. Ce pouvoir détoxifiant est essentiel dans un monde où notre organisme est souvent submergé par des polluants externes et des aliments lourds à digérer.

Mais la magie des fruits ne s'arrête pas là. Leur teneur en fibres favorise un transit intestinal optimal, tandis que leurs vitamines, minéraux et antioxydants renforcent notre système immunitaire. Ils sont un concentré de bienfaits, un élixir naturel pour une santé rayonnante.

Ce qui rend les fruits encore plus merveilleux, c'est leur simplicité. Pas besoin de cuisson, pas besoin d'artifice : ils sont prêts à être dégustés tels qu'ils sont. Cette simplicité allège le corps autant que l'esprit. En choisissant de commencer nos journées avec un repas de fruits, nous offrons à notre organisme une pause bien méritée, une opportunité de se régénérer et de vibrer pleinement.

Les fruits frais sont aussi des alliés précieux pour ceux qui souhaitent retrouver leur poids idéal. Leur densité nutritionnelle associée à leur faible densité calorique en fait des aliments parfaits pour nourrir sans alourdir. Ils apportent de l'énergie, rassasient grâce à leurs fibres et régulent les envies de sucre, en offrant une douceur saine et naturelle.

Manger des fruits, c'est aussi se reconnecter à la nature et à son rythme. Chaque saison apporte ses propres fruits, adaptés à nos besoins spécifiques. En été, les fruits riches en eau, comme les melons et les pastèques, nous rafraîchissent et hydratent. En hiver, les agrumes viennent booster notre immunité. Respecter cette harmonie saisonnière, c'est honorer la sagesse de la nature.

La magie des fruits frais réside dans leur simplicité, leur puissance et leur capacité à transformer notre corps et notre esprit. En les intégrant chaque jour à notre alimentation, nous faisons le choix de la vie, de la joie et de la légèreté. Ils sont bien plus qu'un aliment : ils sont une bénédiction, un rappel que la nature, dans toute sa générosité, prend soin de nous à chaque instant.

7. Écouter son corps, écouter son cœur

Le corps et le cœur sont les deux guides les plus précieux que nous possédons. Ils nous parlent chaque jour, à travers des sensations, des émotions, des signaux parfois subtils, parfois insistants. Mais dans l'agitation de nos vies modernes, combien de fois prenons-nous vraiment le temps de les écouter ? Pourtant, pour maigrir dans la joie et retrouver un équilibre durable, il est essentiel de se reconnecter à cette sagesse intérieure.

Écouter son corps, c'est lui accorder l'attention qu'il mérite. C'est observer comment il réagit à ce que nous mangeons, à nos choix, à nos rythmes. Un corps qui s'alourdit, qui s'inflamme ou qui fatigue n'est pas un corps défaillant : c'est un corps qui communique, qui nous dit qu'il a besoin de changement. Lorsque nous mangeons des aliments lourds, transformés ou dépourvus de vie, notre corps proteste. Il le fait par des inconforts digestifs, des douleurs, un manque d'énergie. Ces messages sont des invitations à changer de cap, à privilégier des aliments simples, vivants, vibrants.

Mais écouter son corps, c'est aussi respecter ses rythmes. Nous ne sommes pas des machines. Il y a des jours où l'énergie abonde, et d'autres où le repos est nécessaire. Apprendre à suivre ces cycles naturels, à ne pas forcer, c'est s'offrir la possibilité de fonctionner en harmonie avec soi-même, plutôt que contre soi-même.

Écouter son cœur est tout aussi fondamental. Le cœur, c'est notre boussole émotionnelle. Il sait ce qui nous nourrit vraiment, au-delà de l'assiette. Il nous parle de nos désirs, de nos joies, de nos besoins affectifs. Trop souvent, nous comblons un vide émotionnel par des excès alimentaires. Nous cherchons dans la nourriture ce que seul un lien authentique avec nous-mêmes ou avec les autres peut nous offrir.

Pour écouter son cœur, il faut s'autoriser à ressentir. Accueillir ses émotions, qu'elles soient agréables ou inconfortables, sans les juger. Ces émotions sont des messagères précieuses, elles nous révèlent ce qui compte vraiment. Un cœur apaisé, aligné, guide naturellement vers des choix plus sains, plus respectueux de notre corps et de notre bien-être global.

La magie opère lorsque corps et cœur travaillent ensemble. Un corps nourri d'aliments vivants et d'énergie pure vibre plus fort, il s'allège et devient un allié fidèle. Un cœur écouté et apaisé cesse de chercher des compensations inutiles, il devient le moteur d'une vie pleine de sens et de plaisir.

Écouter son corps et son cœur, c'est choisir l'amour, le respect et la bienveillance envers soi-même. C'est comprendre que la transformation ne vient pas d'un effort acharné, mais d'un dialogue intérieur doux et sincère. C'est dans cette écoute que naît la joie de vivre pleinement, d'être en accord avec soi-même, et de laisser la vie circuler librement en nous.

8. L'eau vivante : la source de toute vie

L'eau est la base de tout. Elle est le premier aliment, le premier remède, la première source de vie. Nos corps, comme notre planète, sont faits d'eau. Pourtant, nous sous-estimons souvent son importance.

L'eau vivante est bien plus qu'un liquide. C'est une eau en mouvement, chargée d'énergie et de minéraux. Elle nourrit, hydrate et nettoie nos cellules en profondeur. Mais l'eau stagnante, morte, celle que l'on trouve dans les bouteilles ou les robinets, n'a plus cette vitalité. Elle hydrate à peine et peut même surcharger notre organisme de résidus inutiles.

Nos ancêtres buvaient l'eau des rivières, des sources pures. Cette eau, dynamisée par les mouvements de la nature, portait la vie en elle. Aujourd'hui, pour retrouver cette qualité, on peut se tourner vers des sources naturelles, utiliser des systèmes de filtration vivifiants ou encore dynamiser l'eau chez soi, en la faisant tourbillonner ou en la laissant se reposer au soleil.

L'eau vivante n'est pas seulement celle que nous buvons. C'est aussi celle que nous consommons à travers les aliments riches en eau, comme les fruits et les légumes crus. Ces aliments regorgent d'eau structurée, la forme d'eau la plus proche de ce que nos cellules reconnaissent et absorbent. Manger vivant, c'est aussi boire vivant.

Boire de l'eau vivante, c'est offrir à son corps un véritable bain intérieur. Elle transporte les nutriments, élimine les déchets et régule notre température. Elle apaise les inflammations, lubrifie nos articulations et maintient la fluidité de notre sang.

Quand on manque d'eau vivante, le corps s'épuise. Les toxines s'accumulent, la digestion se ralentit, la peau perd de son éclat. Mais quand on la lui offre en abondance, tout s'éclaire. L'énergie revient, les organes fonctionnent mieux, et le poids superflu commence à disparaître.

Boire avec conscience est essentiel. Écouter sa soif, boire lentement, savourer chaque gorgée. L'eau n'est pas un simple besoin, c'est un cadeau à offrir à son corps. En buvant de l'eau vivante, on nourrit la vie en soi, on se reconnecte à la nature, à sa simplicité et à sa puissance.

L'eau vivante est une alliée précieuse pour retrouver la joie, l'équilibre et la légèreté. Elle est la clé d'un corps en harmonie et d'un esprit clair. Chaque verre d'eau, chaque fruit juteux, chaque aliment vibrant est une promesse de vie. Et cette vie, c'est à nous de la cultiver, avec amour et gratitude.

9. Le jeûne doux, un baume pour l'organisme

Le jeûne est une pratique aussi ancienne que la vie elle-même. Les animaux, dans la nature, jeûnent instinctivement lorsqu'ils sont malades ou fatigués. C'est leur façon de laisser leur corps se réparer. Nous avons oublié cette sagesse simple, mais elle est toujours là, à portée de main.

Le jeûne doux n'est pas une privation. C'est un repos offert à notre organisme. En arrêtant de surcharger notre système digestif, nous libérons une énergie précieuse. Cette énergie peut alors être utilisée pour nettoyer, régénérer, guérir.

Pendant le jeûne, le corps se tourne vers ses réserves. Il élimine d'abord ce qui est inutile : toxines, cellules endommagées, graisses excédentaires. C'est un processus naturel, profondément intelligent. Chaque organe s'allège, chaque cellule se purifie.

Le jeûne doux peut prendre différentes formes. Il peut s'agir de ne boire que de l'eau pure, des infusions ou des jus frais pendant quelques heures ou quelques jours. Il peut aussi s'agir d'un simple allègement des repas, en sautant un dîner ou en remplaçant un repas lourd par des fruits. L'essentiel est de respecter son corps et de l'écouter.

Au début, le corps peut protester. La faim peut se faire sentir, ou des inconforts peuvent apparaître. Ce sont des signes que le nettoyage a commencé. Mais rapidement, un sentiment de légèreté et de clarté s'installe. L'énergie revient, la peau s'éclaircit, et l'esprit devient plus calme.

Le jeûne doux est particulièrement bénéfique pour réduire l'inflammation. En stoppant l'apport constant d'aliments souvent irritants, le corps peut apaiser ses feux intérieurs. Les douleurs diminuent, les articulations se libèrent, et l'équilibre revient.

Cette pratique est aussi un moment de reconnexion. Pendant le jeûne, nous apprenons à distinguer la vraie faim des envies. Nous réalisons que nous avons souvent mangé par habitude, par émotion ou par distraction. Le jeûne nous ramène à l'essentiel.

Il ne s'agit pas de forcer, mais d'accompagner. Un jeûne réussi est un jeûne qui respecte nos besoins. En commençant doucement, en s'entourant d'aliments vivants avant et après, le corps s'adapte et remercie.

Le jeûne doux est un cadeau que l'on s'offre. C'est un baume pour l'organisme, un moment de pause et de régénération. Il nous enseigne la patience, l'écoute et la gratitude envers notre corps, ce compagnon fidèle qui, jour après jour, travaille pour notre bien-être.

10. Les légumes crus : la force de la terre

Les légumes crus sont un cadeau de la nature, un concentré de vitalité directement issu de la terre. Ils sont vivants, pleins d'énergie, riches de tout ce dont notre corps a besoin pour s'épanouir.

Chaque légume cru porte en lui la mémoire du sol, l'énergie du soleil et la pureté de l'eau. Quand nous les mangeons, nous absorbons cette force. Ils nous nourrissent bien au-delà des nutriments : ils nous reconnectent à la source, à la nature dans sa forme la plus généreuse.

Manger des légumes crus, c'est offrir à son corps un aliment entier, intact. Aucun feu n'a détruit leurs enzymes précieuses, ces petits ouvriers qui facilitent notre digestion et allègent notre organisme. Les fibres qu'ils contiennent balayent en douceur les résidus accumulés, nettoyant notre intestin comme un ruisseau qui lave les pierres de son lit.

Les couleurs des légumes crus ne sont pas là par hasard. Le vert des épinards et du persil regorge de chlorophylle, un puissant purifiant et oxygénant. Le rouge de la betterave ou des radis dynamise et stimule la circulation. Le jaune et l'orange des carottes et poivrons illuminent notre peau et protègent nos cellules grâce à leurs antioxydants.

Quand nous croquons dans un légume cru, nous goûtons la vie. Chaque bouchée est une explosion de fraîcheur, un mélange de saveurs simples et authentiques. Cette simplicité nourrit non seulement le corps, mais aussi l'esprit. Elle nous rappelle que nous n'avons pas besoin de beaucoup pour être bien : juste de ce que la terre nous offre.

Les légumes crus sont également de précieux alliés pour retrouver son poids idéal. Peu caloriques, riches en eau et en fibres, ils rassasient sans alourdir. Ils aident le corps à se réguler naturellement, à se purifier et à libérer les graisses stockées. Leur effet alcalinisant combat l'inflammation, rétablissant l'équilibre acido-basique si souvent perturbé par une alimentation moderne.

Pour les apprécier pleinement, il suffit de laisser parler sa créativité. Salades colorées, bâtonnets croquants, carpaccios délicats, jus frais : les possibilités sont infinies. L'important est de privilégier des légumes de saison, gorgés de leur pleine puissance.

Manger des légumes crus, c'est se reconnecter à la terre. C'est se nourrir de sa force, de sa générosité. C'est aussi faire le choix d'une alimentation vivante, respectueuse de notre corps et de notre environnement. En revenant à cette simplicité, nous retrouvons une énergie nouvelle, une légèreté joyeuse, une santé rayonnante.

11. Respirer pour éliminer

Respirer, c'est vivre. Pourtant, nous sous-estimons souvent la puissance de notre souffle. Chaque inspiration nourrit nos cellules, chaque expiration les libère de leurs déchets. La respiration est bien plus qu'un simple automatisme : c'est un outil fondamental pour purifier le corps et alléger l'esprit.

Lorsque nous respirons profondément, nous offrons à notre corps une dose généreuse d'oxygène. Ce précieux gaz est le carburant de nos cellules. Grâce à lui, elles transforment les nutriments en énergie, mais surtout, elles éliminent ce dont elles n'ont plus besoin. Une bonne respiration active notre métabolisme et facilite le nettoyage intérieur.

Le souffle est aussi un puissant allié pour se libérer des toxines acides. Lorsque le corps fonctionne à plein régime, il produit des déchets que la respiration peut éliminer. Chaque expiration rejette du dioxyde de carbone, un résidu métabolique que le corps ne peut garder. Une respiration trop courte ou superficielle freine ce processus, et les toxines s'accumulent, favorisant l'inflammation et le surpoids.

Apprendre à respirer, c'est offrir à son corps une nouvelle légèreté. Il ne s'agit pas de forcer, mais de retrouver un rythme naturel, ample et régulier. La respiration abdominale, par exemple, est idéale. En gonflant le ventre à l'inspiration, puis en le laissant se dégonfler à l'expiration, nous massons nos organes internes. Ce mouvement doux stimule le système lymphatique et facilite l'élimination des déchets.

Respirer, c'est aussi se recentrer. Dans nos vies agitées, nous avons souvent le souffle court. Nous courons, nous stressons, nous oublions de prendre le temps de nous poser. En respirant consciemment, nous calmons notre système nerveux, réduisons le stress et favorisons une meilleure digestion. Un corps détendu digère mieux, assimile mieux, élimine mieux.

Le mouvement amplifie encore ce pouvoir. Lorsqu'on marche, court, danse ou pratique une activité physique, notre respiration s'intensifie naturellement. Elle devient un balancier qui alimente nos muscles et évacue les toxines plus rapidement. Le sport, associé à une respiration profonde, est une véritable cure de nettoyage pour le corps.

Enfin, respirer, c'est reconnecter le corps et l'esprit. Chaque inspiration est une invitation à accueillir la vie, chaque expiration, une opportunité de lâcher prise. En apprenant à respirer pleinement, nous éliminons non seulement les toxines physiques, mais aussi les tensions et les émotions stagnantes.

Notre souffle est une clé simple, gratuite, accessible à tout moment. En respirant mieux, nous vivons mieux. Et en éliminant par la respiration, nous allégeons notre corps, apaisons notre esprit et faisons de la place pour une joie plus profonde.

12. Le sucre naturel, ami ou ennemi ?

Le sucre est au cœur de nombreuses interrogations. Doit-on s'en méfier, l'éviter ou l'adopter ? La réponse réside dans sa nature. Tous les sucres ne se valent pas, et comprendre cette différence est essentiel pour retrouver un équilibre joyeux et sain.

Le sucre naturel, celui que l'on trouve dans les fruits, les légumes, le miel brut ou même dans certains oléagineux, est un véritable cadeau. Il est accompagné de fibres, de minéraux, d'enzymes, et parfois d'eau vivante. Ces éléments ralentissent l'assimilation du sucre dans notre corps, évitant les pics de glycémie et les coups de fatigue qui suivent.

Les fruits frais, par exemple, regorgent de fructose, un sucre simple, mais intelligent. Lorsqu'il est consommé dans son enveloppe naturelle, avec ses fibres et ses nutriments, il nourrit et dynamise. Les fibres des fruits ralentissent l'absorption du sucre, offrant une énergie constante, sans surcharger l'organisme.

En revanche, le sucre isolé, même s'il est naturel à l'origine, peut devenir un ennemi s'il est consommé en excès ou sans équilibre. Le miel pasteurisé, les sirops concentrés ou même les jus de fruits industriels perdent souvent leur richesse naturelle et surchargent le foie. Le corps, débordé, convertit ce surplus en graisses, favorisant inflammation et prise de poids.

Le véritable problème réside dans notre dépendance au goût sucré. Nous avons oublié de le savourer avec parcimonie, de l'apprécier dans sa forme la plus pure. En saturant notre palais avec des aliments artificiellement sucrés, nous désensibilisons nos papilles et cherchons toujours plus.

Revenir au sucre naturel, c'est retrouver une relation saine avec la douceur. C'est privilégier un fruit mûr, une cuillerée de miel brut ou quelques dattes, plutôt qu'un dessert lourd ou des biscuits industriels. C'est aussi rééduquer nos papilles, redécouvrir le plaisir d'un goût équilibré, où l'acidité, l'amertume et la douceur se rencontrent harmonieusement.

Le sucre naturel devient un allié lorsqu'il est intégré dans une alimentation vivante et variée. Il nourrit l'énergie, soutient l'effort, mais surtout, il apaise les envies compulsives de sucré. Manger une mangue mûre ou croquer dans une pomme juteuse satisfait le corps et l'esprit, bien plus qu'un produit transformé.

Le secret, comme toujours, est dans l'écoute et la modération. En apprenant à reconnaître les vrais besoins de notre corps, en respectant son équilibre, nous faisons du sucre naturel un allié. Il n'est ni ennemi, ni héros, mais un compagnon de route, à savourer avec gratitude et discernement.

13. La détoxication : nettoyer pour renaître

Notre corps est une merveille d'intelligence et de résilience. Jour après jour, il travaille à maintenir l'équilibre malgré nos excès et nos erreurs. Mais parfois, il se retrouve submergé, saturé par des toxines qu'il n'arrive plus à éliminer. Fatigue, inflammations, poids stagnant : ce sont les signaux qu'il nous envoie pour demander un grand nettoyage.

La détoxication, c'est ce moment précieux où l'on décide de libérer le corps de ses fardeaux. C'est un processus naturel, un retour à l'essentiel. Le corps sait comment se nettoyer, mais il a besoin d'espace et de soutien pour le faire. En lui offrant des pauses digestives, des aliments vivants et une hydratation suffisante, nous l'aidons à reprendre son souffle.

Les toxines s'accumulent partout : dans nos organes, nos tissus, même dans notre esprit. Elles proviennent de notre alimentation, souvent trop raffinée et acidifiante, de l'air que nous respirons, des produits que nous utilisons. Elles freinent nos fonctions vitales, encombrent nos cellules, alourdissent nos pensées.

Nettoyer, c'est alléger. Lorsque le foie, les reins, les intestins ou la peau sont libérés de ce fardeau, ils retrouvent leur vitalité. Le foie peut à nouveau filtrer efficacement, les reins éliminer les déchets, l'intestin assimiler ce qui est bon, la peau respirer. Chaque organe se relance, chaque cellule se réveille.

Le processus de détoxication ne doit pas être brusque. Il ne s'agit pas de forcer, mais de guider avec douceur. Les premières étapes peuvent parfois remuer. Lorsque les toxines quittent leurs cachettes, le corps peut réagir : maux de tête, fatigue passagère, petites éruptions. Ces signes sont le témoignage du travail en cours. Ils passent vite, pour laisser place à une nouvelle énergie.

Les outils de la détoxication sont simples et puissants. Les jus de légumes et fruits frais, riches en enzymes, viennent nourrir tout en nettoyant. Les tisanes drainantes aident les émonctoires à faire leur travail. Une activité physique douce, comme la marche ou le yoga, stimule la circulation et l'élimination. Et surtout, le repos, physique et mental, permet au corps de concentrer ses forces sur ce renouveau.

Ce nettoyage ne s'arrête pas au physique. En libérant le corps, nous libérons aussi l'esprit. Les toxines émotionnelles, souvent enfouies, remontent à la surface. La colère, la tristesse ou les peurs peuvent refaire surface, mais elles aussi sont là pour être libérées. La détoxication devient alors un acte complet de renaissance, une purification qui touche chaque aspect de notre être.

Quand le corps est propre, il vibre différemment. La légèreté revient, l'esprit s'éclaircit, la joie s'installe.

Tout devient plus simple : bouger, penser, aimer. Nettoyer pour renaître, c'est retrouver cette sensation d'être vivant, pleinement connecté à soi et au monde. C'est faire place à l'énergie de la vie, qui circule librement, sans entraves.

14. Les huiles essentielles de santé

Les huiles essentielles sont comme des trésors concentrés de la nature. Elles sont l'essence même des plantes, capturant leur force vitale et leurs propriétés uniques. Depuis des siècles, elles nous accompagnent pour apaiser, renforcer, et harmoniser notre corps et notre esprit.

Chaque goutte contient un univers. Que ce soit la lavande apaisante, l'arbre à thé purifiant ou le citron énergisant, les huiles essentielles offrent un éventail de bienfaits pour soutenir notre santé globale. Elles travaillent en profondeur, rééquilibrant les systèmes du corps, calmant les inflammations et favorisant la régénération cellulaire.

En les intégrant dans un parcours de mieux-être, elles deviennent des alliées précieuses. Elles soutiennent la digestion, apaisent les douleurs, améliorent la qualité du sommeil et renforcent l'immunité. Leur action est subtile mais puissante, car elles agissent sur tous les plans : physique, émotionnel et même énergétique.

Les huiles essentielles ont également leur rôle à jouer dans la quête d'un poids équilibré. Certaines, comme l'huile essentielle de citron ou de pamplemousse, aident à drainer les toxines et à stimuler le métabolisme. D'autres, comme la menthe poivrée ou le gingembre, apaisent les fringales et facilitent la digestion.

Leur utilisation demande toutefois respect et prudence. Ces concentrés de nature sont puissants et doivent être manipulés avec soin. Une ou deux gouttes suffisent souvent pour en ressentir les effets. Diluer dans une huile végétale ou diffuser dans l'air sont des moyens simples et efficaces pour profiter de leurs bienfaits sans risquer d'irriter la peau ou les muqueuses.

Au-delà de leurs bienfaits physiques, les huiles essentielles nous aident à nous recentrer. Leur parfum agit sur nos émotions, apaisant le stress, éveillant la joie ou calmant les tensions. Elles créent une atmosphère de sérénité qui nourrit autant le cœur que le corps.

Les huiles essentielles, lorsqu'elles sont choisies avec attention et utilisées avec respect, deviennent un pont entre nous et la nature. Elles nous rappellent que chaque plante porte en elle une sagesse, une force, une invitation à prendre soin de nous avec douceur et authenticité.

Dans une démarche de santé et de légèreté, elles nous accompagnent comme un souffle subtil, un soutien discret mais profond. Elles enrichissent notre quotidien de leur parfum et de leur pouvoir, nous rappelant que la nature, dans toute sa générosité, a déjà tout prévu pour nous aider à vivre mieux.

15. Les jus frais : élixirs de vitalité

Les jus frais sont une véritable alchimie entre la nature et le corps. Ils concentrent la vie des fruits et des légumes, nous offrant en une gorgée l'énergie et les nutriments dont nos cellules ont soif. Leur force réside dans leur simplicité : ils nourrissent, nettoient et revitalisent, tout en douceur.

Lorsqu'un fruit ou un légume est pressé à froid, il libère son essence. Les enzymes, ces petites clés magiques de la vie, restent intactes. Elles participent à la digestion, activent le métabolisme et permettent au corps d'assimiler rapidement les vitamines et minéraux. Les jus frais ne demandent presque aucun effort à notre système digestif, ce qui laisse plus d'énergie pour la régénération et l'élimination des toxines.

Un verre de jus vert, composé de légumes feuillus, de concombre et d'un peu de pomme, est un véritable bain de chlorophylle. Cette substance végétale purifie le sang, alcalinise le corps et nourrit chaque cellule. Les jus de betterave, riches en fer, soutiennent le foie et boostent la vitalité. Ceux d'agrumes, pleins de vitamine C, renforcent les défenses immunitaires et apportent une fraîcheur éclatante.

Les jus frais sont aussi des partenaires précieux pour alléger le corps. Ils aident à briser les cycles d'envies sucrées en apportant une douceur naturelle et satisfaisante. Ils soutiennent le foie et les reins dans leur travail d'élimination, tout en hydratant profondément. Une hydratation vivante, pleine de nutriments, qui nourrit de l'intérieur et éclaire la peau.

Il est important de choisir des fruits et légumes de qualité, de préférence biologiques, pour éviter d'ingérer des résidus de pesticides. Les jus doivent être consommés rapidement après extraction, car c'est à ce moment qu'ils sont les plus vibrants. Les machines à extraction lente sont idéales pour préserver toutes leurs propriétés.

Les jus frais ne remplacent pas les aliments entiers, mais ils les complètent. Ils agissent comme des coups de pouce, des infusions de vitalité dans notre quotidien. Une cure de jus, même courte, peut offrir un véritable regain d'énergie et clarifier le mental.

Au-delà de leurs bienfaits physiques, ils nous reconnectent à une alimentation pleine de vie. Chaque gorgée est un rappel de la richesse que la nature met à notre disposition, un pont entre la terre et notre corps. Les jus frais nous invitent à ralentir, à savourer et à nourrir avec conscience.

En intégrant ces élixirs dans nos habitudes, nous faisons un pas vers une légèreté retrouvée. Une légèreté qui ne se limite pas au corps, mais qui touche aussi l'esprit et l'âme. Les jus frais sont une porte d'entrée vers une vitalité joyeuse, un art de vivre vibrant et lumineux.

16. L'intestin, notre deuxième cerveau

L'intestin est bien plus qu'un organe de digestion. Il est une véritable interface entre notre monde intérieur et extérieur, une source de vie et de vitalité. On le nomme "deuxième cerveau" car il possède son propre réseau de neurones, capable de penser, ressentir, et communiquer avec notre cerveau principal.

Ce ventre qui nous porte est le siège de nos émotions, de notre immunité, et de notre bien-être. Il est aussi le point de départ de notre énergie. Quand il est sain et équilibré, tout le corps suit. Mais lorsqu'il est perturbé par une alimentation inadaptée, le stress ou les toxines, c'est toute la machine qui s'enraye.

La flore intestinale, ce microbiote qui peuple nos entrailles, est une symphonie de micro-organismes. Bactéries, levures, champignons : ensemble, ils participent à la digestion, synthétisent des vitamines, et renforcent notre barrière immunitaire. Mais cette harmonie est fragile. Une alimentation pauvre en fibres, riche en sucres raffinés et en produits transformés, peut détruire cet équilibre et ouvrir la porte à l'inflammation.

Écouter son intestin, c'est d'abord revenir à une alimentation vivante. Les légumes crus, riches en fibres, nourrissent les bonnes bactéries. Les aliments fermentés, comme la choucroute ou le kéfir, apportent des probiotiques naturels qui restaurent et diversifient le microbiote. En privilégiant ces aliments, nous aidons notre ventre à retrouver son harmonie.

La mastication joue également un rôle clé. Prendre le temps de mâcher soigneusement, c'est préparer le travail de l'intestin, faciliter l'assimilation, et réduire les ballonnements. Manger en pleine conscience, dans le calme, favorise une digestion paisible et efficace.

Un intestin apaisé influence notre humeur. Les chercheurs ont découvert que de nombreuses hormones, comme la sérotonine, sont produites dans le ventre. Cette hormone du bonheur, essentielle à notre équilibre mental, dépend directement de la santé de notre microbiote. Nourrir son intestin, c'est donc aussi nourrir sa joie de vivre.

L'intestin, bien que discret, parle un langage clair. Ballonnements, inconforts, fatigue après les repas : ce sont des signaux d'alerte. En apprenant à les écouter et à y répondre avec bienveillance, nous offrons à notre corps une base solide pour fonctionner au mieux.

Prendre soin de son intestin, c'est lui offrir des pauses digestives, grâce à des repas plus légers ou même des périodes de jeûne doux. C'est le nettoyer en douceur avec des jus frais ou des tisanes apaisantes. Et c'est, surtout, lui offrir des aliments qui vibrent de vie.

Lorsque l'intestin retrouve son équilibre, c'est tout l'organisme qui s'allège et rayonne. Le ventre, apaisé, devient un centre d'énergie et de sérénité. Il nous connecte à notre intuition, à nos émotions profondes, et nous invite à vivre avec plus de conscience et de gratitude.

17. Libérez les toxines avec le mouvement

Le corps humain est fait pour bouger. Chaque articulation, chaque muscle, chaque organe participe à une danse subtile, celle de la vie. Quand nous restons immobiles, cette danse ralentit, et avec elle, les fonctions essentielles à notre bien-être. Le mouvement est bien plus qu'une simple dépense d'énergie : il est une clé pour détoxifier, régénérer et vivifier l'organisme.

Lorsque nous bougeons, tout s'active. Les muscles, en se contractant, jouent le rôle de pompes naturelles, favorisant la circulation sanguine et lymphatique. La lymphe, ce fluide discret mais essentiel, transporte les déchets et les toxines vers les organes d'élimination. Un corps en mouvement stimule ce système de nettoyage et aide à drainer les surcharges accumulées.

Transpirer est une autre merveille de la nature. À travers la peau, notre troisième rein, le corps évacue des toxines. Une marche rapide, une séance de yoga dynamique ou une danse joyeuse suffisent souvent à déclencher ce processus. La sueur n'est pas une faiblesse, elle est une force, une preuve que le corps travaille pour nous.

Bouger, c'est aussi masser nos organes internes. Les torsions, étirements et respirations profondes, comme celles pratiquées en yoga ou en Pilates, stimulent les intestins, activent le foie et dynamisent les reins. Chaque mouvement devient alors un soin, une invitation à laisser partir ce qui n'a plus sa place en nous.

Le mouvement ne doit pas être une contrainte, mais une joie. Trouvez une activité qui résonne avec vous, qu'il s'agisse de danser, de marcher dans la nature, de nager ou de simplement étirer votre corps au réveil. L'important est de reconnecter avec votre vitalité, de sentir l'énergie circuler et de faire de chaque geste une célébration de la vie.

Libérer les toxines ne se limite pas au physique. Le mouvement agit également sur nos émotions. Une promenade en plein air peut apaiser l'esprit, une séance de sport intense peut libérer les tensions accumulées, et une danse intuitive peut éveiller la joie enfouie. Le corps et l'esprit sont indissociables, et chaque mouvement les rapproche de l'harmonie.

Écoutez votre corps. Il vous parlera du rythme dont il a besoin. Parfois doux et fluide, parfois énergique et puissant. Respectez ses envies et ses limites. Même quelques minutes par jour suffisent à réveiller les forces naturelles de détoxification.

En bougeant, vous rendez hommage à ce corps qui vous porte. Vous lui donnez les moyens de se purifier, de se régénérer, et de s'épanouir. Chaque pas, chaque étirement, chaque respiration vous rapproche d'une santé vibrante et d'un esprit léger.

18. Les aliments qui nourrissent la joie

La joie est une énergie subtile qui s'enracine dans notre corps avant d'illuminer notre esprit. Ce que nous mangeons joue un rôle central dans la façon dont cette énergie circule en nous. Les aliments vivants, colorés, vibrants, ne se contentent pas de nourrir nos cellules. Ils éveillent en nous une lumière intérieure, une légèreté qui se traduit en joie.

Les fruits sont les joyaux de la nature. Leur douceur naturelle réconforte, leur jus hydrate et leur richesse en vitamines nourrit l'esprit. Une mangue mûre, un ananas juteux, ou une simple pomme croquante apportent bien plus que des nutriments. Ils véhiculent la vitalité du soleil qui les a fait mûrir, l'énergie de la terre qui les a portés.

Les légumes crus, avec leurs couleurs éclatantes, rappellent la diversité et l'abondance de la vie. Une carotte fraîchement croquée ou une salade aux mille nuances apportent à la fois des fibres qui nettoient et des minéraux qui renforcent. Ils agissent comme des alliés silencieux, créant un terrain propice à la sérénité et à l'équilibre.

Les oléagineux, comme les amandes et les noix, sont de petits trésors d'énergie. Riches en bons acides gras, ils nourrissent le cerveau, cet organe clé de nos émotions. Une poignée suffit à soutenir notre humeur et à calmer nos fringales émotionnelles.

Les herbes aromatiques, comme le basilic, la menthe ou le persil, apportent une touche de fraîcheur et de magie à nos plats. Leur simple parfum apaise et réveille les sens. Utilisées en jus ou en infusion, elles détoxifient et stimulent tout en douceur.

Les aliments fermentés, comme le kéfir ou la choucroute, réparent notre flore intestinale. Ils aident cet « autre cerveau », notre intestin, à mieux communiquer avec le reste du corps. Un microbiote équilibré favorise la production de sérotonine, cette hormone du bonheur, et nourrit ainsi notre joie de l'intérieur.

Il est aussi essentiel de choisir des aliments simples, peu transformés, issus de la nature et respectueux de la vie. Plus un aliment est proche de son état brut, plus il porte en lui une énergie pure et intacte. Cette énergie est celle qui alimente notre enthousiasme, notre clarté d'esprit, et notre capacité à savourer chaque instant.

Manger pour nourrir la joie, c'est aussi honorer le moment du repas. Mâcher lentement, savourer chaque saveur, remercier la terre pour son abondance. C'est un acte de connexion à soi, aux autres et au monde.

Les aliments qui nourrissent la joie ne sont pas seulement ceux que nous mettons dans notre bouche. Ce sont aussi ceux que nous choisissons avec amour, ceux que nous préparons avec soin, et ceux que nous partageons avec les êtres qui comptent. Parce que la joie, comme la vie, est faite pour circuler, s'offrir et se multiplier.

19. La clé des combinaisons alimentaires

Le corps humain est une merveille de précision. Il digère, assimile, et élimine dans une harmonie subtile. Pourtant, cette mécanique délicate peut être perturbée si nous ne respectons pas l'art des combinaisons alimentaires. Choisir les bonnes associations d'aliments, c'est permettre à notre organisme de travailler avec fluidité, sans surcharge ni fatigue inutile.

Chaque aliment a sa propre nature et son propre temps de digestion. Les fruits, par exemple, se digèrent rapidement, souvent en moins d'une heure. Les protéines, comme les noix ou les légumineuses, demandent plusieurs heures. Quand nous mélangeons des aliments incompatibles, le processus digestif ralentit, provoquant fermentations, ballonnements, et accumulation de toxines.

Un repas équilibré commence par la simplicité. Les fruits se consomment idéalement seuls, en dehors des repas principaux. Leur rapidité de digestion fait d'eux un excellent choix pour les collations ou les petits déjeuners légers. Associés à d'autres groupes alimentaires, ils risquent de fermenter dans l'estomac, créant inconfort et lourdeur.

Les légumes, eux, sont les grands alliés de la digestion. Crus ou légèrement cuits, ils s'associent harmonieusement avec presque tout. Une assiette composée de légumes crus et de protéines, comme des graines germées ou des légumineuses, permet de nourrir le corps sans l'alourdir.

Les féculents, comme le riz ou les pommes de terre, demandent une attention particulière. Leur digestion exige un environnement alcalin, tandis que les protéines nécessitent un milieu acide. Mélanger les deux peut ralentir la digestion et fatiguer l'organisme. Il est préférable de savourer les féculents avec des légumes, pour un repas léger et équilibré.

L'hydratation est également essentielle, mais elle a son moment. Boire en grande quantité pendant un repas dilue les enzymes digestives et ralentit le travail de l'estomac. Il vaut mieux privilégier une bonne hydratation entre les repas, et garder les boissons au minimum pendant que l'on mange.

Apprendre les bonnes combinaisons alimentaires, c'est aussi écouter son corps. Chaque personne a ses propres besoins, son propre rythme. En observant comment nous nous sentons après un repas, nous affinons notre capacité à choisir ce qui nous convient vraiment.

Respecter l'art des combinaisons alimentaires, c'est offrir à notre corps un environnement propice à l'équilibre. Une digestion harmonieuse libère de l'énergie, nourrit la clarté mentale et contribue à la joie intérieure. C'est un cadeau simple, mais puissant, que nous nous faisons à chaque repas.

20. Simplifier l'assiette pour alléger l'esprit

La simplicité est un acte d'amour envers soi-même. En simplifiant notre assiette, nous simplifions aussi la vie de notre corps, et par extension, celle de notre esprit. Une alimentation variée ne signifie pas une assiette surchargée. C'est dans l'équilibre et l'harmonie que réside la vraie richesse.

Lorsque nous mélangeons trop d'aliments dans un même repas, nous sollicitons notre organisme au-delà de ses besoins. Chaque aliment demande des enzymes spécifiques, un temps de digestion différent, et parfois un environnement chimique contradictoire. Cette complexité ralentit le processus digestif et épuise nos réserves d'énergie.

Un repas simple, composé de quelques aliments bien choisis, apporte tout ce dont le corps a besoin sans le surcharger. Une salade de légumes crus, quelques graines germées, et un filet d'huile pressée à froid suffisent souvent à nourrir profondément nos cellules. Ce type de repas léger permet au corps de se concentrer sur la réparation et l'élimination plutôt que sur une digestion laborieuse.

Simplifier l'assiette, c'est aussi apprendre à respecter les saisons. Chaque période de l'année offre des aliments adaptés à nos besoins. En été, les fruits juteux hydratent et rafraîchissent. En hiver, les légumes racines réchauffent et renforcent. Revenir à cette simplicité saisonnière nous reconnecte à la nature et à ses cycles.

Manger simplement, c'est également un moyen de rétablir une relation saine avec la nourriture. Lorsque l'assiette est trop complexe, l'esprit peut se perdre dans des envies et des excès. Une nourriture simple et vivante apaise les compulsions, et nous aide à retrouver un rapport serein avec ce que nous consommons.

L'esprit s'alourdit lorsque le corps est encombré. Une digestion difficile, un foie surchargé ou un intestin en souffrance influencent directement notre humeur et nos pensées. En optant pour des repas plus simples, nous libérons de l'espace, autant dans notre ventre que dans notre tête.

Ce retour à la simplicité ne signifie pas renoncer au plaisir. Au contraire, il s'agit de redécouvrir la vraie saveur des aliments. Une tomate mûrie au soleil, une poignée de baies fraîches, ou un légume croquant nous rappellent combien la nature sait bien faire les choses.

En simplifiant l'assiette, nous nous offrons la chance de ralentir, de respirer, et de savourer pleinement. Chaque repas devient un moment de gratitude, une pause bienfaisante dans l'agitation du quotidien. C'est un choix qui allège le corps, libère l'esprit et nourrit la joie.

21. Le rôle de la mastication dans la satiété

Manger est un acte essentiel, mais souvent, nous le faisons trop vite, sans en savourer la richesse. Pourtant, la mastication est bien plus qu'un simple geste mécanique. Elle est le premier pas vers une digestion harmonieuse et une satiété durable.

Lorsque nous mâchons lentement, nous offrons à notre corps le temps de se préparer. Les enzymes digestives, comme l'amylase présente dans la salive, commencent déjà leur travail. Ce processus préliminaire permet à l'estomac de recevoir des aliments mieux fragmentés et plus faciles à digérer.

Mais la mastication ne s'arrête pas au rôle digestif. Elle joue un rôle clé dans le signal de satiété envoyé par le cerveau. En mâchant longuement, nous donnons le temps à notre corps de percevoir les signaux qu'il est nourri et qu'il peut s'arrêter. Cette sensation de satiété n'arrive pas d'un coup, mais progressivement, grâce à un dialogue subtil entre le système digestif et le cerveau.

Les aliments vivants, riches en fibres, invitent naturellement à une mastication plus lente. Croquer une carotte, déguster une feuille de chou ou savourer une poignée d'amandes force à ralentir. Ce ralentissement est précieux : il nous reconnecte à la sensation de manger et nous aide à éviter les excès.

Manger rapidement, à l'inverse, perturbe cet équilibre. Lorsque nous engloutissons un repas, les signaux de satiété arrivent trop tard. Le corps a déjà été surchargé avant d'avoir eu le temps de dire « stop ». Cela peut entraîner un inconfort digestif et un sentiment de lourdeur qui pèsent sur notre vitalité.

Mâcher, c'est aussi prendre le temps de savourer. La texture, le goût, la fraîcheur des aliments se révèlent pleinement lorsque nous leur offrons cette attention. Chaque bouchée devient un moment de plaisir, et ce plaisir nourrit autant l'âme que le corps.

Adopter une mastication consciente, c'est redonner au repas sa dimension sacrée. Il ne s'agit pas seulement de manger pour se nourrir, mais de prendre soin de soi à chaque instant. En mastiquant lentement, nous honorons ce que nous mangeons, nous respectons notre corps, et nous cultivons une relation plus équilibrée avec la nourriture.

Ce simple geste, souvent négligé, est une clé précieuse pour retrouver la légèreté. Une digestion apaisée, une satiété durable, et une véritable présence à soi-même en sont les fruits. La mastication est un acte d'amour, un cadeau que l'on s'offre à chaque repas.

22. Manger moins, vivre plus

Notre époque nous pousse à surconsommer. Trop d'aliments, trop vite, trop souvent. Pourtant, la véritable abondance ne se trouve pas dans l'excès, mais dans la qualité et la conscience. Manger moins, ce n'est pas se priver, c'est choisir de se nourrir différemment, avec plus d'amour et de respect pour soi-même.

Lorsque nous réduisons les quantités, nous donnons à notre corps la possibilité de se concentrer sur ce qui compte vraiment : digérer, réparer, et renouveler ses cellules. Un organisme allégé est un organisme qui respire mieux, qui retrouve son équilibre et sa vitalité naturelle.

La surcharge alimentaire fatigue. Elle alourdit le foie, sollicite trop l'intestin, et crée un excès de toxines. En mangeant moins, nous permettons à notre système digestif de se reposer. Ce repos libère une énergie précieuse, que le corps peut utiliser pour d'autres fonctions essentielles : l'élimination, la régénération, et la lutte contre l'inflammation.

Réduire nos portions, c'est aussi retrouver le vrai goût des aliments. Une bouchée de légumes croquants, un fruit mûr à point, ou une poignée de graines savoureuses suffisent à combler nos besoins. Lorsque nous mangeons moins, chaque aliment devient un trésor, chaque repas une fête pour nos papilles et notre esprit.

Il est aussi question de rythme. En espaçant nos repas, en laissant à notre corps le temps de digérer et d'assimiler, nous respectons ses besoins. Le corps n'est pas fait pour être constamment en digestion. Des pauses régulières lui permettent de se nettoyer, de se renouveler, et de nous offrir une énergie durable.

Manger moins, c'est écouter son corps. La sensation de faim n'est pas un ennemi, mais un guide. Apprendre à distinguer la vraie faim des envies émotionnelles ou des habitudes alimentaires est un chemin vers la liberté. Nous découvrons que nous avons souvent besoin de moins que ce que nous croyions.

Ce choix de manger moins ne signifie pas renoncer au plaisir. Bien au contraire, il invite à savourer pleinement chaque instant. Une alimentation légère nourrit le corps sans l'alourdir, et elle nourrit aussi l'esprit d'une clarté nouvelle.

Vivre plus, c'est se sentir léger, alerte, et en harmonie avec soi-même. En mangeant moins, nous faisons de la place pour ce qui compte vraiment : l'énergie, la joie, et le bien-être. C'est un choix simple, mais puissant, qui ouvre la voie à une vie plus riche et plus vibrante.

23. L'énergie des graines germées

Les graines germées sont un miracle de la nature, une explosion de vie contenue dans un si petit élément. À elles seules, elles incarnent le pouvoir de la transformation. De simples graines, elles deviennent en quelques jours un concentré de vitalité, regorgeant d'enzymes, de vitamines et de minéraux.

Lorsque nous consommons des graines germées, nous absorbons cette énergie vivante. Ces petits trésors sont en pleine croissance, porteurs d'une force qui soutient notre propre énergie. Elles nourrissent le corps de manière profonde, tout en étant légères à digérer, idéales pour un organisme en quête d'équilibre et de légèreté.

Chaque graine contient en elle le potentiel d'une plante entière. En germant, elle libère ses nutriments et les rend beaucoup plus biodisponibles. Le processus de germination réduit les inhibiteurs d'enzymes présents dans les graines sèches, rendant les minéraux comme le calcium, le magnésium ou le fer plus accessibles pour le corps.

Les graines germées ne sont pas seulement une source incroyable de nutriments, elles sont aussi vivantes. En les mangeant, nous introduisons dans notre corps une alimentation vibrante, qui apporte bien plus que des calories. Elles contribuent à réactiver notre propre énergie vitale et soutiennent nos cellules dans leur régénération.

Leur légèreté les rend parfaites pour accompagner un repas ou enrichir une salade. Une poignée de graines germées suffit à transformer un plat ordinaire en un véritable festin pour le corps. Elles sont aussi un moyen économique et simple de se nourrir sainement. Un bocal, un peu d'eau, et quelques jours suffisent pour avoir à disposition ces pépites de vie.

Consommer des graines germées, c'est aussi un acte de reconnexion à la nature. Leur processus de croissance, si rapide et si visible, nous rappelle la puissance du vivant. En les intégrant dans notre alimentation, nous faisons un choix conscient : privilégier la vie, la fraîcheur, et l'essence même de ce que la nature peut nous offrir.

Ces petites pousses sont aussi des alliées dans la gestion de notre poids. Riches en fibres, elles favorisent la satiété tout en soutenant le transit intestinal. Elles aident à maintenir un microbiote sain, essentiel pour une digestion fluide et une immunité renforcée.

Offrir à notre corps des graines germées, c'est lui donner une nourriture pure, vivante, et profondément nourrissante. C'est se rapprocher d'une alimentation simple et pleine de sens, qui nourrit le corps tout en éveillant l'esprit.

24. Les super-aliments : booster naturel

Dans le monde des plantes et des aliments, certains se distinguent par leur richesse exceptionnelle. On les appelle « super-aliments ». Ce terme n'est pas un effet de mode, mais une reconnaissance de leur capacité à nourrir, purifier, et revitaliser le corps.

Ces trésors naturels concentrent des nutriments en quantités étonnantes. Ils sont souvent riches en vitamines, minéraux, antioxydants, acides gras essentiels, ou encore enzymes. Leur densité nutritionnelle les rend précieux, même en petites quantités. En les ajoutant à notre alimentation, nous donnons à notre corps un coup de pouce naturel pour retrouver son équilibre.

La spiruline, par exemple, est une micro-algue aux propriétés incroyables. Source exceptionnelle de protéines complètes, elle regorge de fer, de vitamine B12 et de bêta-carotène. Une petite dose suffit à apporter de l'énergie, à soutenir l'immunité, et à alcaliniser le corps.

Les graines de chia, elles, sont de véritables bombes d'oméga-3. Ces acides gras essentiels soutiennent la santé du cerveau, réduisent l'inflammation et améliorent l'équilibre hormonal. Hydratées, elles forment un gel qui aide à réguler le transit intestinal et à prolonger la sensation de satiété.

Le cacao cru, loin du chocolat transformé, est une source inestimable de magnésium, d'antioxydants, et de substances qui stimulent la bonne humeur. Consommé en petite quantité, il aide à réduire le stress tout en nourrissant le système nerveux.

Les baies d'açaï, venues des forêts amazoniennes, sont un élixir de jeunesse. Riches en antioxydants, elles protègent les cellules du vieillissement, renforcent le système immunitaire, et favorisent un teint éclatant.

Intégrer ces super-aliments, ce n'est pas chercher une solution miracle. Ils ne remplacent pas une alimentation vivante et variée, mais viennent l'enrichir. Ils agissent comme des alliés précieux, en apportant ce supplément d'énergie et de vitalité dont le corps peut parfois manquer.

La clé est la simplicité. Une cuillère de spiruline dans un jus frais, quelques graines de chia dans un smoothie, ou une poignée de baies d'açaï sur une salade de fruits suffisent. Ces petites habitudes, prises régulièrement, transforment notre alimentation en une véritable source de soin.

Ces aliments ne sont pas seulement là pour combler des carences, mais pour éveiller notre potentiel. Ils nous rappellent que la nature regorge de solutions pour nous soutenir. En choisissant des super-aliments, nous faisons un pas vers une alimentation consciente, riche de sens et de vie.

25. Les ennemis de la vitalité : aliments morts

La vitalité se nourrit de vie. Ce principe simple est pourtant souvent oublié dans notre société moderne, où les aliments morts ont envahi nos assiettes. Que sont ces aliments morts ? Ce sont ceux qui ont perdu leur essence vivante, leur énergie naturelle. Transformés, dénaturés, raffinés, ils n'apportent plus rien au corps, si ce n'est une illusion de satiété.

Prenons le sucre blanc. Issu de la betterave ou de la canne à sucre, il est d'abord un aliment vivant, riche en nutriments et en fibres. Mais, après les multiples étapes de raffinage, il n'en reste qu'une poudre vide, dépourvue de tout ce que la nature y avait mis. Consommer ce sucre, c'est non seulement ne rien apporter de bénéfique au corps, mais aussi le priver d'énergie pour le digérer et neutraliser ses effets acidifiants.

Les huiles raffinées suivent le même schéma. Chauffées à haute température, elles perdent leurs acides gras essentiels et deviennent des substances lourdes pour le foie. Leur consommation régulière encrasse l'organisme, au lieu de le nourrir et de le soutenir.

Et que dire des produits ultra-transformés, ces aliments emballés et prêts à consommer ? Leur longue liste d'ingrédients, souvent incompréhensible, est un signal d'alerte. Additifs, colorants, conservateurs, et arômes artificiels y remplacent les nutriments essentiels. Ces produits sont des simulacres d'aliments, remplis de calories vides qui perturbent notre métabolisme et favorisent l'inflammation.

Les aliments morts ne se limitent pas aux produits transformés. Les fruits et légumes cueillis trop tôt, transportés sur de longues distances et stockés pendant des semaines perdent une grande partie de leur vitalité. Même leur saveur s'en ressent, dénaturée et fade.

Chaque fois que nous mangeons un aliment mort, nous demandons à notre corps de puiser dans ses propres réserves pour traiter ce qu'il reçoit. Cela épuise nos énergies et alourdit nos organes. Peu à peu, cette surcharge se manifeste par de la fatigue, une prise de poids, et des déséquilibres divers.

Pour retrouver la vitalité, il faut revenir aux sources : des aliments vivants, naturels, et entiers. Ceux qui n'ont pas été transformés, qui poussent dans un sol riche, et qui sont consommés frais. Ils nourrissent, nettoient et dynamisent le corps. En éliminant les aliments morts, nous faisons un acte puissant pour notre santé et notre bien-être.

Choisir des aliments vivants, c'est choisir la vie. C'est offrir à notre corps ce dont il a besoin pour s'épanouir, se réparer et rayonner. La nature nous montre le chemin. À nous de l'écouter et de retrouver cette sagesse simple et universelle.

26. S'alléger grâce aux monodiètes

Le corps a une sagesse incroyable. Lorsqu'on lui permet de se reposer et de se nettoyer, il se régénère naturellement. La monodiète est une pratique douce et accessible pour aider l'organisme à retrouver son équilibre. Elle consiste à ne consommer qu'un seul aliment, de préférence cru, sur une durée limitée.

Pourquoi un seul aliment ? Parce que cela simplifie le travail digestif. Lorsque nous mangeons varié, notre système digestif mobilise une grande partie de son énergie pour transformer les différents aliments en nutriments assimilables. Avec une monodiète, cette énergie est libérée. Le corps peut alors l'utiliser pour se détoxifier et se réparer.

Parmi les monodiètes les plus populaires, on trouve celles à base de fruits. Les pommes, par exemple, sont un excellent choix. Riches en fibres et en pectine, elles stimulent l'élimination des toxines tout en apportant douceur et satiété. Les raisins, quant à eux, regorgent d'antioxydants et hydratent en profondeur.

Les légumes peuvent aussi être une base idéale. Une monodiète de carottes râpées, par exemple, offre un cocktail de vitamines tout en favorisant un bon transit intestinal. Les légumes verts, comme les courgettes ou les concombres, sont particulièrement alcalinisants, apaisant les inflammations et revitalisant le corps.

La durée d'une monodiète varie selon les besoins et les capacités de chacun. Pour certains, une journée suffit à ressentir un soulagement digestif et une légèreté mentale. Pour d'autres, trois jours permettent de profiter pleinement des bienfaits de ce nettoyage en profondeur.

Il est important de bien s'écouter. La monodiète n'est pas un exercice de privation, mais une opportunité de se reconnecter à son corps. Pendant cette période, on peut ressentir une clarté mentale, une énergie renouvelée, ou même des émotions refoulées qui remontent à la surface. Ces signes témoignent du travail intérieur qui s'opère.

Une fois la monodiète terminée, le retour à une alimentation variée doit se faire en douceur. Reprendre des aliments vivants, simples et entiers prolonge les bienfaits du nettoyage.

Adopter la monodiète de temps en temps, c'est offrir à son corps une pause bien méritée. C'est lui dire : « Je t'écoute, je te respecte, je t'accompagne. » Et dans ce processus d'allègement, c'est souvent l'esprit qui se libère autant que le corps. La simplicité nourrit une forme de joie profonde, celle de se sentir en harmonie avec soi-même et avec la nature.

27. Le pouvoir des épices anti-inflammatoires

Les épices sont de véritables trésors de la nature. Elles ne se contentent pas de sublimer nos plats, elles ont aussi la capacité de guérir, d'apaiser et de nourrir le corps en profondeur. Parmi elles, certaines se distinguent par leur pouvoir anti-inflammatoire, agissant comme des alliées précieuses pour un organisme harmonieux.

Le curcuma est souvent au centre de l'attention, et pour cause. Sa curcumine, un puissant antioxydant, combat les inflammations à la racine. Ajouté à une soupe, un jus ou un plat de légumes, il agit comme un baume pour nos tissus. Associé à une pincée de poivre noir, il devient encore plus efficace, car la pipérine du poivre augmente l'absorption de la curcumine par le corps.

Le gingembre, avec sa saveur piquante et réchauffante, est un autre joyau. Ses propriétés anti-inflammatoires soulagent les articulations, stimulent la digestion et boostent le système immunitaire. Une infusion de gingembre frais, agrémentée de citron, est une potion réconfortante et purifiante.

La cannelle, douce et parfumée, est également un puissant anti-inflammatoire. Elle régule la glycémie, apaise les inflammations internes, et stimule la circulation. Saupoudrée sur des fruits ou incorporée à des boissons chaudes, elle offre à chaque bouchée une note chaleureuse et bienfaisante.

Les clous de girofle, bien que petits, ont une action puissante. Leur concentration en eugénol en fait des alliés pour réduire les douleurs et calmer les inflammations. Une infusion de girofle est idéale pour soulager les maux de gorge ou simplement apporter une énergie apaisante.

Le paprika, surtout dans sa version douce ou fumée, et le poivre de Cayenne, riche en capsaïcine, sont d'excellents activateurs de la circulation. En petites doses, ils réchauffent le corps et favorisent l'élimination des toxines stagnantes.

Ces épices, en plus d'être bénéfiques, offrent une palette infinie de saveurs. Elles permettent de créer des plats vivants et savoureux tout en prenant soin de son corps. En les intégrant à une alimentation naturelle et simple, on allie plaisir et santé, harmonie et légèreté.

La magie des épices réside dans leur simplicité. Un soupçon de curcuma, une pincée de gingembre, ou une touche de cannelle suffisent pour enrichir notre assiette et embellir notre quotidien. Elles nous rappellent que dans les choses les plus modestes se cachent souvent les plus grands pouvoirs. À chaque repas, elles célèbrent la vitalité et le bien-être, nous guidant doucement sur le chemin d'un équilibre retrouvé.

28. L'hydratation, bien plus qu'un réflexe

L'eau est au cœur de la vie. Chaque cellule, chaque organe, chaque fonction du corps repose sur ce fluide essentiel. Pourtant, dans nos vies modernes, nous sous-estimons souvent son rôle profond et vital. Boire de l'eau ne devrait pas être un simple réflexe, mais un véritable acte d'amour envers notre corps.

Lorsque nous nous hydratons correctement, nous offrons à notre organisme les moyens de fonctionner harmonieusement. L'eau transporte les nutriments jusqu'aux cellules, élimine les déchets et régule notre température. Elle apaise les inflammations et soutient la circulation. Un corps bien hydraté est un corps fluide, léger et en pleine vitalité.

Le choix de l'eau est crucial. L'eau vivante, pure et faiblement minéralisée, est celle qui respecte notre équilibre intérieur. Les eaux riches en minéraux peuvent fatiguer nos reins sur le long terme. Privilégions donc une eau douce et dynamique, qui nourrit véritablement notre vitalité.

Il ne s'agit pas seulement de boire, mais de boire avec conscience. Une gorgée d'eau fraîche au réveil active les organes et prépare la journée. Boire avant les repas soutient la digestion, tandis que de petites quantités tout au long de la journée maintiennent un niveau constant d'hydratation. Évitons les grandes quantités d'eau glacée, qui perturbent la digestion, et préférons une eau à température ambiante ou légèrement tiède, pour accompagner notre feu intérieur.

Mais l'eau ne vient pas seulement du verre. Les fruits et légumes frais, gorgés d'eau, sont une source précieuse d'hydratation. Une salade croquante, un melon juteux ou une poignée de concombre nourrissent nos tissus tout en apportant des vitamines et minéraux.

L'hydratation, c'est aussi une question d'écoute. Un corps déshydraté envoie des signaux : une fatigue inhabituelle, une peau sèche, ou même des envies soudaines de nourriture. Souvent, ce n'est pas de nourriture dont nous avons besoin, mais d'un simple verre d'eau.

Nous sommes composés d'environ 70 % d'eau, un miroir de la Terre elle-même. Lorsque nous respectons cet équilibre, nous nous reconnectons à la nature, à notre essence profonde. L'eau est bien plus qu'un besoin physiologique : c'est un lien sacré avec la vie, un outil de purification et de renouveau.

Chaque verre d'eau peut devenir un moment de gratitude, une pause pour se recentrer et s'aligner. Hydrater notre corps, c'est nourrir notre énergie vitale. Et dans cet acte simple et quotidien, se cache une clé précieuse pour s'épanouir et rayonner.

29. Le plaisir de l'assiette colorée

Une assiette colorée est une invitation à la joie. Elle évoque la diversité, l'abondance et la vie. Les couleurs des aliments ne sont pas qu'un plaisir pour les yeux, elles sont aussi des messagères de santé et de vitalité.

Chaque couleur végétale contient des nutriments spécifiques qui nourrissent et protègent le corps. Le rouge des tomates ou des poivrons, riche en lycopène, soutient le cœur et renforce l'immunité. Le vert des épinards ou du chou kale regorge de chlorophylle, qui purifie et revitalise. Le jaune doré des courges et des citrons apporte des antioxydants qui illuminent la peau et apaisent les inflammations.

Composer une assiette colorée, c'est créer une harmonie entre les saveurs et les bienfaits. Plus la palette est riche, plus le corps reçoit une variété de micronutriments. Cela stimule nos sens, éveille notre curiosité, et invite à savourer chaque bouchée avec gratitude.

Au-delà de la santé, les couleurs nourrissent l'âme. Elles nous connectent à la nature, à la terre, au soleil. Un plat vibrant et naturel apaise l'esprit et invite à ralentir. Il n'a pas besoin d'être compliqué : un mélange de crudités, une soupe arc-en-ciel ou une salade de fruits de saison suffisent à ravir les papilles.

Les enfants, souvent, aiment les plats colorés. Leur instinct les pousse vers ce qui est vivant et joyeux. En tant qu'adultes, nous pouvons retrouver cette simplicité et ce plaisir en remplissant nos assiettes d'aliments variés et naturels.

Une assiette colorée ne se trouve pas dans les rayons transformés des supermarchés. Elle s'épanouit au marché, dans un panier de légumes locaux ou dans le jardin. Elle incarne le vivant, l'authentique, et nous invite à revenir à l'essentiel : manger pour nourrir, pour soigner, pour aimer.

En privilégiant les aliments frais et colorés, nous faisons plus qu'alimenter notre corps. Nous soutenons notre énergie, notre humeur, et même notre créativité. Chaque repas devient une célébration, un moment de connexion à soi et au monde.

Alors, laissons les couleurs illuminer nos assiettes et nos vies. Elles sont un cadeau de la nature, un rappel de sa générosité. Et dans chaque teinte, se cache une promesse de bien-être, de légèreté, et de joie retrouvée.

30. Reconnecter avec son instinct alimentaire

Notre corps sait. Bien avant que les modes alimentaires, les publicités et les dogmes ne viennent brouiller les messages, il possédait une sagesse innée. Ce savoir instinctif, gravé dans nos cellules, guide nos choix pour nourrir la vie en nous. Reconnecter avec cet instinct alimentaire, c'est retrouver la voie de la simplicité, de l'équilibre et de la joie.

L'instinct alimentaire nous pousse vers ce qui est bon, vrai, et naturel. Observez un enfant face à des aliments vivants : il tendra la main vers un fruit mûr, une carotte croquante, une poignée de baies fraîches. Il reconnaît intuitivement ce qui lui apporte l'énergie dont il a besoin. Mais à mesure que nous grandissons, ce lien s'affaiblit, étouffé par des habitudes artificielles et des signaux contradictoires.

Pour retrouver cet instinct, il faut commencer par faire le calme en soi. Écouter son corps après chaque repas : se sent-il léger, énergique, ou alourdi et fatigué ? Laisser parler ses sensations, sans jugement, et reconnaître ce qui nourrit vraiment. Le corps répond toujours avec honnêteté.

Manger en pleine conscience est une clé. En ralentissant, en mâchant, en savourant chaque bouchée, nous laissons notre instinct se manifester. Très vite, le corps rejette ce qui est lourd, chimique, ou vide de vitalité. Il réclame ce qui est frais, vivant et vibrant.

Reconnecter avec son instinct, c'est aussi respecter la faim et la satiété naturelles. Trop souvent, nous mangeons par habitude, par stress ou par distraction. Pourtant, notre corps sait exactement combien il lui faut. Faire confiance à ses signaux, c'est honorer sa capacité à maintenir son équilibre.

La nature est notre guide. Les aliments qui poussent dans notre environnement, de saison et à maturité, sont ceux qui nous correspondent le mieux. Leur goût authentique et leur parfum suffisent à éveiller en nous un profond sentiment de satisfaction.

Cette reconnexion est un chemin vers la liberté. Elle nous libère des régimes, des calculs, et des injonctions extérieures. Elle nous ramène à l'essentiel : écouter, sentir, choisir avec amour et conscience.

En renouant avec notre instinct alimentaire, nous prenons soin de notre corps et de notre esprit. Nous faisons la paix avec notre alimentation et retrouvons une relation saine, intuitive et joyeuse avec ce que nous mangeons. L'instinct est là, en chacun de nous, prêt à nous guider vers la vitalité et l'harmonie.

31. Les habitudes modernes qui nous alourdissent

Notre époque, riche en progrès, est aussi celle des excès et des déséquilibres. Dans nos assiettes, nos routines et nos pensées, nous avons adopté des habitudes qui nous coupent de notre nature profonde et nous alourdissent, tant physiquement que mentalement.

La nourriture transformée est l'un des premiers pièges. Facile, rapide, elle promet un réconfort instantané, mais à quel prix ? Ces aliments, vidés de leur énergie vitale, saturés de sucres raffinés, d'additifs et de graisses industrielles, encombrent nos organismes. Le corps, incapable de les reconnaître comme des alliés, s'épuise à tenter de les digérer, les neutraliser ou les stocker. Ce stockage, souvent sous forme de graisses, devient un fardeau.

À cela s'ajoute la sédentarité, cette habitude moderne de rester immobile des heures durant. Nos corps, faits pour bouger, pour danser avec la vie, se figent. Les toxines s'accumulent, les articulations se raidissent, et notre énergie décline. Le mouvement est une clé essentielle, mais il a été relégué au second plan, derrière les écrans et les sièges confortables.

Nos vies trépidantes nous poussent aussi à manger vite, sans conscience, souvent devant une télévision ou un ordinateur. Ce manque de présence déconnecte notre esprit de notre corps. Nous avalons sans vraiment savourer, sans écouter nos signaux de satiété. Et ainsi, nous mangeons plus que nécessaire, alourdissant non seulement notre estomac, mais aussi notre esprit.

Le stress moderne joue également un rôle central. Cette pression constante libère des hormones qui perturbent notre métabolisme, augmentent nos envies de sucre et entravent la digestion. Le stress nous enferme dans un cercle vicieux : plus nous sommes tendus, plus nous nous tournons vers des solutions rapides et déséquilibrées.

Enfin, nos habitudes de sommeil ont été sacrifiées sur l'autel de la productivité et du divertissement. Un sommeil de mauvaise qualité déséquilibre nos hormones, favorise la prise de poids et nous prive de l'énergie nécessaire pour adopter des choix sains.

Revenir à l'essentiel, c'est alléger ces habitudes qui nous pèsent. Retrouver une alimentation simple, vivante, proche de la nature. Replacer le mouvement au cœur de nos journées. Prendre le temps de savourer chaque bouchée, en pleine conscience. Cultiver des moments de calme, de méditation, pour apaiser l'esprit. Et respecter le sommeil, cet allié de notre régénération.

Chaque petite action compte. En transformant ces habitudes modernes, nous faisons un pas vers une vie plus légère, plus joyeuse, et plus en harmonie avec notre véritable nature.

32. Le sommeil réparateur pour maigrir

Le sommeil est le berceau de notre bien-être. Chaque nuit, notre corps se régénère, nos cellules se réparent et notre esprit se recentre. Pourtant, dans nos vies trépidantes, le sommeil réparateur est souvent sacrifié, relégué au second plan. Pourtant, il joue un rôle crucial dans notre quête de légèreté et de santé.

Un sommeil de qualité est bien plus qu'un simple repos. C'est un moment où notre métabolisme se régule, où les hormones de la faim, la ghréline et la leptine, retrouvent leur équilibre. Un manque de sommeil déséquilibre ces hormones, augmentant les envies de sucré et de gras, et favorisant la prise de poids. En dormant suffisamment, nous harmonisons notre appétit, réduisant les fringales et facilitant une alimentation consciente et équilibrée.

Pendant le sommeil profond, notre corps libère des hormones de croissance qui aident à brûler les graisses et à construire la masse musculaire. Ces hormones sont essentielles pour maintenir un métabolisme actif et efficace. Un repos réparateur optimise ainsi notre capacité à perdre du poids naturellement, sans effort excessif ni privation.

Mais le sommeil réparateur ne se limite pas au physique. Il est aussi le refuge de notre esprit. Un esprit apaisé et reposé prend de meilleures décisions, gère le stress plus efficacement et maintient une attitude positive envers soi-même et ses objectifs. La sérénité retrouvée influence directement notre relation avec la nourriture, transformant chaque repas en un moment de plaisir et de gratitude plutôt qu'en une réponse au stress ou à l'anxiété.

Pour favoriser un sommeil réparateur, il est essentiel de créer un rituel de détente avant le coucher. Éviter les écrans, privilégier la lecture d'un livre inspirant, ou pratiquer des techniques de respiration profonde permettent de calmer l'esprit et de préparer le corps au repos. Une alimentation légère et équilibrée en soirée, riche en aliments vivants et anti-inflammatoires, contribue également à une meilleure qualité de sommeil.

L'environnement joue aussi un rôle clé. Une chambre apaisante, bien ventilée, avec une température agréable et une obscurité propice, favorise l'endormissement et le maintien d'un sommeil profond. Les odeurs douces, comme celles de la lavande ou de la camomille, peuvent renforcer ce sentiment de calme et de bien-être.

Le sommeil réparateur est un allié précieux dans notre parcours de perte de poids. En lui accordant l'attention qu'il mérite, nous offrons à notre corps et à notre esprit les conditions idéales pour s'épanouir et se transformer. C'est dans ces heures de repos profond que se tissent les fils de notre vitalité et de notre légèreté.

Revenir à un sommeil réparateur, c'est choisir de se respecter, de s'aimer et de se donner les moyens de vivre dans la joie et l'harmonie. C'est reconnaître que la clé de notre bien-être réside autant dans les étoiles que dans nos rêves les plus doux. En cultivant ce sommeil sacré, nous faisons un pas de plus vers une vie épanouissante, pleine d'énergie et de légèreté.

33. Les clés pour réduire le stress oxydatif

Le stress oxydatif est un ennemi silencieux, un déséquilibre insidieux où les radicaux libres surpassent les défenses naturelles de notre corps. Ces molécules instables, produites par le métabolisme ou introduites par l'environnement, attaquent nos cellules, accélèrent le vieillissement, et fragilisent nos tissus. Dans ce chaos invisible, naissent fatigue, inflammations chroniques, et une difficulté à maintenir ou retrouver un poids de forme.

Pour réduire ce stress oxydatif et retrouver vitalité et légèreté, la clé réside dans une approche holistique. Tout commence par l'alimentation, notre premier bouclier. Les antioxydants, véritables guerriers de la nature, neutralisent les radicaux libres et rétablissent l'équilibre. On les trouve dans les fruits et légumes colorés, chaque teinte étant porteuse d'une richesse spécifique. Les baies, comme les myrtilles, regorgent de flavonoïdes. Les épinards, les carottes et les patates douces débordent de caroténoïdes, tandis que le thé vert offre la puissance des catéchines.

Les bonnes graisses jouent aussi un rôle essentiel. Les oméga-3, présents dans les graines de lin, les noix, et les huiles pressées à froid, sont des anti-inflammatoires naturels qui apaisent nos cellules et les protègent des agressions. Éviter les huiles raffinées et les aliments transformés, riches en graisses oxydées, est une autre clé pour préserver notre corps.

L'hydratation est une alliée incontournable. L'eau pure, les infusions et les jus frais aident à éliminer les toxines qui alimentent le stress oxydatif. Lorsque les cellules sont bien hydratées, elles fonctionnent mieux, résistent davantage, et peuvent libérer les déchets accumulés.

Le mouvement est tout aussi indispensable. Une activité physique modérée, comme la marche, le yoga ou la natation, stimule la circulation et renforce les mécanismes d'élimination. Mais attention aux excès : un sport intensif, mal accompagné, peut générer davantage de radicaux libres. C'est dans l'équilibre que réside la magie.

Enfin, la respiration consciente est un outil puissant. Inspirer profondément, se connecter à l'instant présent, oxygéner pleinement son corps… Voilà comment réduire les tensions, abaisser le niveau de cortisol, et apaiser les inflammations. En pratiquant des exercices de respiration réguliers, on libère non seulement le corps mais aussi l'esprit, allégeant les poids invisibles qui pèsent sur nos épaules.

L'environnement dans lequel nous évoluons compte également. Limiter l'exposition aux polluants, comme les pesticides, les produits chimiques ménagers, ou les métaux lourds, est primordial. Privilégier le bio, purifier l'air intérieur avec des plantes, et utiliser des produits naturels pour la maison peut grandement alléger la charge toxique.

Le stress oxydatif ne doit pas être une fatalité. Il est un signal, une invitation à revenir aux fondamentaux, à nourrir son corps avec simplicité, à le mouvoir dans la douceur, et à l'apaiser dans la sérénité. Chaque pas vers une alimentation vivante, un souffle conscient, ou un environnement purifié est un pas vers la joie, la santé, et la légèreté. C'est ainsi que l'on éclaire son chemin et que l'on redonne à ses cellules le pouvoir de rayonner pleinement.

34. Bouger en conscience : une danse intérieure

Le mouvement est l'expression même de la vie. Tout dans la nature bouge, vibre, s'étire et se transforme. Le corps humain, chef-d'œuvre de fluidité et d'équilibre, a été conçu pour se mouvoir. Pourtant, dans nos modes de vie modernes, nous avons oublié cette vérité simple. Nous nous asseyons trop, nous nous figons, et souvent, nous forçons nos corps dans des gestes mécaniques, dépourvus de plaisir ou de sens.

Bouger en conscience, c'est redonner au mouvement sa place sacrée. Ce n'est pas simplement faire du sport pour brûler des calories ou atteindre un objectif. C'est se reconnecter à soi, habiter pleinement chaque geste, et écouter ce que le corps a à nous dire. Lorsqu'on bouge en conscience, on danse avec son souffle, on dialogue avec ses muscles, on réveille ses articulations, et on fait vibrer son énergie intérieure.

Commencer par des gestes simples est essentiel. Une promenade dans la nature, où chaque pas devient une méditation, peut transformer une journée entière. Sentir la terre sous ses pieds, percevoir les battements de son cœur, et inspirer profondément l'air frais, c'est déjà un acte de guérison. Ces moments de mouvement doux rétablissent un équilibre que la sédentarité a brisé.

Le yoga, le qi gong, ou la danse intuitive sont d'autres moyens magnifiques de bouger en conscience. Ces pratiques, bien plus qu'un exercice physique, permettent de s'ancrer, de libérer les tensions, et d'éveiller une joie profonde. Elles enseignent que chaque posture, chaque transition, est une opportunité d'explorer son potentiel, de retrouver sa fluidité naturelle, et d'harmoniser son esprit avec son corps.

Quand on bouge avec conscience, on cultive aussi une relation intime avec sa respiration. Le souffle devient le guide de chaque mouvement, un fil conducteur qui nous ramène à l'instant présent. Respirer profondément tout en s'étirant ou en marchant permet d'évacuer les toxines et d'apaiser l'esprit. On transforme alors l'effort en une source de plaisir et de légèreté.

L'attention au ressenti est tout aussi primordiale. Dans chaque étirement, chaque contraction, il y a un message à entendre. Trop souvent, on pousse le corps sans l'écouter, croyant qu'il faut souffrir pour réussir. Bouger en conscience, c'est au contraire respecter ses limites tout en explorant son potentiel. C'est s'offrir la permission d'être doux avec soi-même, tout en se laissant surprendre par sa propre puissance.

Les bienfaits d'un mouvement conscient sont immenses. Le système lymphatique, véritable réseau d'élimination des toxines, est activé par cette danse intérieure. Les articulations se lubrifient, les muscles s'oxygènent, et les organes retrouvent leur vitalité. Mais plus encore, le mouvement conscient nourrit l'âme. Il nous ramène à l'essentiel : nous sommes vivants, et cette vie mérite d'être célébrée à chaque instant.

Alors, offrez-vous cette danse quotidienne. Qu'il s'agisse de quelques minutes de respiration en mouvement, d'un pas léger sur un chemin forestier, ou d'une exploration libre sur une musique qui vous inspire, laissez votre corps s'exprimer. Laissez-le vous montrer ce dont il est capable, et remerciez-le pour tout ce qu'il vous permet de vivre. C'est dans cet état d'éveil et de gratitude que naît une véritable transformation, où le corps se libère, s'allège, et retrouve son éclat naturel.

35. Se réapproprier la faim véritable

La faim est une voix intérieure, un appel naturel du corps. Pourtant, dans notre monde moderne, cette voix est souvent déformée, masquée par des bruits extérieurs ou étouffée par des habitudes qui ne respectent plus notre biologie. Nous avons oublié la faim véritable. À sa place, nous confondons souvent appétit, émotions et envies fugaces avec ce besoin profond et instinctif qui nous relie à notre vitalité.

La faim véritable ne trompe pas. Elle n'est pas pressante, ni tyrannique. Elle se manifeste doucement, comme une invitation à nourrir nos cellules, à revitaliser notre organisme. Elle n'a rien à voir avec la fringale, ce faux besoin souvent déclenché par le stress, la fatigue ou la consommation d'aliments déséquilibrés.

Pour retrouver la faim véritable, il faut d'abord réapprendre à écouter son corps. Cela commence par faire une pause. Au moment où l'on ressent une envie de manger, demandons-nous : est-ce vraiment de la faim ou autre chose ? Ai-je soif ? Suis-je fatigué ? Suis-je en quête de réconfort ? Cette simple interrogation peut transformer notre rapport à l'alimentation.

La faim vraie émerge naturellement lorsque le corps a digéré le repas précédent et qu'il réclame de l'énergie nouvelle. Elle s'accompagne d'une clarté d'esprit, d'un ventre calme et réceptif. En revanche, les envies impulsives qui nous poussent vers des aliments sucrés ou gras naissent souvent d'un déséquilibre. Elles sont le signe d'un organisme saturé ou en quête de stimulation.

Le choix des aliments joue un rôle clé. Plus on consomme des aliments vivants, naturels et équilibrés, plus on reconnecte notre corps à ses besoins réels. Les fruits frais, les légumes crus, les graines germées et les noix nourrissent profondément sans créer de dépendance. En se nourrissant ainsi, on redonne à la faim sa pureté.

Le jeûne peut aussi être un allié précieux. En s'abstenant de manger pendant quelques heures ou une journée, on laisse le corps se purifier, et on réapprend à ressentir cette faim profonde, sincère. Le jeûne doux réinitialise notre relation à l'alimentation et nous libère des automatismes qui nous éloignent de nos sensations.

Il est important de se libérer de la peur de la faim. Dans notre société d'abondance, on nous a appris à craindre le moindre creux, comme s'il était une menace. Pourtant, la faim véritable n'est pas un ennemi. Elle est une boussole, une guide qui nous ramène à nos besoins essentiels. L'écouter, c'est faire confiance à son corps et honorer son intelligence innée.

Manger en pleine conscience est un autre pas vers cette réappropriation. Prenez le temps de savourer chaque bouchée, d'apprécier les saveurs, les textures, et d'observer comment votre corps réagit. En ralentissant, on permet à la satiété de s'installer naturellement, sans excès. On redécouvre aussi le plaisir simple de se nourrir, ce lien sacré avec la vie.

Revenir à la faim véritable, c'est finalement revenir à soi. C'est retrouver un équilibre perdu, où l'acte de manger n'est plus une fuite, mais un geste d'amour pour son corps. C'est se libérer des injonctions extérieures et des conditionnements pour renouer avec ses instincts. Dans cette démarche, on retrouve non seulement un poids sain, mais aussi une sérénité profonde, une joie d'être en phase avec soi-même.

36. Les bienfaits de l'alimentation saisonnière

Manger en accord avec les saisons, c'est renouer avec le rythme naturel de la vie. Chaque saison apporte son lot de trésors pour nourrir notre corps et notre esprit en parfaite harmonie avec ce dont nous avons besoin à ce moment précis. Ce n'est pas un hasard si l'été nous offre des fruits gorgés d'eau, parfaits pour nous hydrater sous la chaleur, tandis que l'hiver regorge de légumes racines, riches en énergie pour nous réchauffer.

Les aliments saisonniers sont vivants, frais, et vibrants. Récoltés à maturité, ils regorgent de nutriments et de vitalité. Ils n'ont pas parcouru des milliers de kilomètres ni passé des semaines dans des chambres froides. Leur énergie est intacte, leur goût authentique. En les consommant, nous absorbons cette vitalité et renforçons notre propre énergie.

L'alimentation saisonnière est aussi une merveilleuse manière d'alléger le travail de notre corps. Lorsque nous mangeons des aliments adaptés à la saison, nous facilitons la digestion et l'assimilation. En hiver, les légumes cuits apportent douceur et chaleur à notre organisme. En été, les fruits crus et juteux rafraîchissent et nettoient en profondeur.

Adopter une alimentation saisonnière, c'est également honorer la diversité. Chaque saison est une opportunité de varier son assiette, d'explorer de nouvelles saveurs et de nourrir son corps avec une palette complète de nutriments. Les courges, les poireaux, les châtaignes en automne ; les fraises, les concombres et les tomates en été. Cette variété empêche la monotonie et soutient notre santé globale.

Ce choix conscient a aussi un impact sur notre planète. Manger des aliments locaux et de saison réduit notre empreinte écologique. Cela nous connecte aux cycles de la nature et nous invite à respecter les ressources de la Terre. Cela nous pousse à repenser notre consommation, à privilégier les petits producteurs et les marchés locaux plutôt que les étals de supermarchés remplis de produits hors saison.

Revenir à une alimentation saisonnière, c'est écouter les besoins de son corps. C'est observer les cycles de la nature et les suivre avec gratitude. Cela ne demande pas de sacrifice, mais une simple réadaptation. Au fil des saisons, nous trouvons l'équilibre, nous redécouvrons le plaisir de manger en conscience, et nous faisons de chaque repas un acte d'amour pour nous-même et pour la Terre.

37. Le soleil : votre allié minceur

Le soleil est bien plus qu'une source de lumière. Il est une énergie vitale, un compagnon indispensable pour notre bien-être. Chaque rayon qui caresse notre peau réveille nos cellules, stimule notre métabolisme et invite notre corps à se rééquilibrer naturellement.

Sous l'effet du soleil, notre corps produit de la vitamine D, un véritable trésor pour notre santé. Cette vitamine renforce nos os, régule notre système immunitaire et joue un rôle clé dans la gestion de notre poids. Elle agit comme un guide intérieur, aidant notre organisme à mieux utiliser les nutriments et à favoriser une digestion harmonieuse.

S'exposer au soleil avec modération, c'est aussi retrouver une connexion profonde avec la nature. Cette lumière naturelle régule nos rythmes biologiques, réveille notre énergie et améliore notre humeur. Lorsque nous nous sentons bien, l'envie de manger émotionnellement diminue. Le soleil nous invite à bouger, à sortir, à respirer, et à prendre soin de nous.

La chaleur du soleil stimule également la circulation et favorise l'élimination des toxines. En transpirant légèrement, notre corps se libère des déchets accumulés. Une promenade matinale sous les rayons du soleil active notre métabolisme tout en apaisant notre esprit.

Le soleil agit aussi comme un régulateur de notre appétit. Lorsque nous passons du temps en plein air, loin des écrans et des distractions, nous retrouvons une écoute plus fine de nos sensations. Le stress diminue, l'envie de grignoter disparaît, et nous nous reconnectons à une faim véritable et apaisée.

Cependant, il est important de cultiver une relation respectueuse avec le soleil. Quelques minutes par jour suffisent pour profiter de ses bienfaits sans risquer les effets d'une exposition excessive. Préférons les heures douces du matin ou du soir, et protégeons notre peau si nécessaire avec des huiles naturelles ou des vêtements légers.

Accueillir le soleil dans notre quotidien, c'est nous ouvrir à une énergie vivante et bienfaisante. Il est un allié précieux pour équilibrer notre poids, nourrir notre vitalité et illuminer notre chemin vers une santé joyeuse et harmonieuse.

38. Cuisiner sans cuisson : l'art du vivant

Cuisiner sans cuisson, c'est revenir à l'essentiel. C'est redécouvrir la puissance des aliments dans leur forme la plus pure, celle que la nature nous offre généreusement. Chaque fruit, chaque légume, chaque graine regorge d'une énergie vivante qui nourrit notre corps bien au-delà des calories.

La cuisson, bien qu'elle ait sa place, peut altérer les précieuses enzymes contenues dans les aliments. Ces enzymes sont comme de petites clefs qui facilitent notre digestion, allègent le travail de notre organisme et nous aident à assimiler les nutriments. Lorsque nous optons pour des plats crus, nous respectons cette vie intérieure et laissons nos cellules se régénérer pleinement.

Cuisiner sans cuisson ne signifie pas renoncer au plaisir. Au contraire, c'est une invitation à la créativité. Un carpaccio de légumes colorés, une salade de fruits fraîchement coupés, ou encore une tartinade de noix germées : autant de délices qui éveillent les sens tout en nourrissant profondément.

Les saveurs crues sont vibrantes, intactes. Elles rappellent la rosée du matin, la fraîcheur d'un jardin en été. Ces plats nous rapprochent du cycle naturel des saisons, nous ancrent dans le moment présent et réveillent en nous une joie simple, presque enfantine.

Préparer des repas vivants, c'est aussi un acte de simplicité. Peu d'ustensiles, peu d'énergie dépensée, mais un maximum de vitalité préservée. C'est se libérer des casseroles et du four pour s'ouvrir à des gestes doux et spontanés. Trancher, mélanger, mariner : des gestes qui célèbrent la richesse des textures et des parfums.

En mangeant vivant, nous apportons à notre corps une hydratation naturelle et des fibres intactes qui stimulent notre digestion. Les toxines s'éliminent plus facilement, et notre énergie s'élève. Nous ressentons une légèreté nouvelle, une clarté d'esprit qui nous porte tout au long de la journée.

Adopter l'art du vivant, c'est honorer notre lien avec la terre et sa générosité. C'est choisir une alimentation qui nourrit non seulement notre corps, mais aussi notre âme. Une cuisine sans cuisson est bien plus qu'un mode d'alimentation : c'est une célébration de la vie sous toutes ses formes.

39. Le rôle des enzymes dans la digestion

Les enzymes digestives sont de véritables magiciennes invisibles. Elles transforment les aliments que nous consommons en nutriments assimilables par notre corps. Sans elles, nos repas, même les plus sains, resteraient inutiles, incapables de nourrir nos cellules et de nous offrir l'énergie dont nous avons besoin.

Ces enzymes, présentes naturellement dans les aliments crus, sont des catalyseurs essentiels. Elles amorcent la digestion dès la première bouchée, réduisant la charge de travail de notre estomac et de notre intestin. En mangeant vivant, nous collaborons avec notre corps, l'accompagnant dans sa mission plutôt que de le surcharger.

Lorsque nous cuisons nos aliments, souvent à des températures trop élevées, les enzymes sont détruites. Cela oblige notre système digestif à produire davantage d'enzymes pour compenser, ce qui peut entraîner une fatigue digestive, une sensation de lourdeur et, à long terme, une surcharge métabolique.

Les fruits, légumes, graines germées et noix crues regorgent d'enzymes actives. Chaque bouchée de ces aliments est une invitation à une digestion fluide et harmonieuse. En intégrant plus d'aliments vivants dans notre quotidien, nous permettons à notre corps de retrouver son rythme naturel, sans forcer ni lutter.

Il est également important de bien mastiquer pour activer les enzymes présentes dans notre salive. La digestion commence dans la bouche, et chaque mouvement de mastication prépare le terrain pour le reste du processus. C'est un geste simple mais essentiel, souvent oublié dans nos vies pressées.

Les enzymes ne se limitent pas à la digestion. Elles participent aussi à la réparation cellulaire, à la désintoxication et à la régulation de nombreuses fonctions corporelles. Elles sont des alliées précieuses pour maintenir notre vitalité et renforcer notre système immunitaire.

Adopter une alimentation riche en enzymes, c'est offrir à son corps un repos bien mérité. C'est laisser la nature faire son travail, en douceur, sans excès ni stress. C'est aussi un chemin vers une légèreté retrouvée, une énergie renouvelée, et une harmonie profonde entre le corps et l'esprit.

40. Les dangers cachés des produits transformés

Les produits transformés ont envahi nos assiettes, promettant gain de temps et commodité. Pourtant, derrière leur allure séduisante, ils dissimulent souvent des dangers insoupçonnés pour notre santé et notre vitalité.

Ces aliments industriels sont dépouillés de leur essence naturelle. Les procédés de transformation, comme le raffinage ou la pasteurisation, éliminent les fibres, les enzymes et les nutriments essentiels. Ce qui reste, c'est une coquille vide, une source de calories pauvres en vie, mais riches en sucres ajoutés, en graisses de mauvaise qualité et en sel.

Les additifs sont un autre fléau. Conservateurs, colorants, exhausteurs de goût, émulsifiants... Ces substances chimiques perturbent l'équilibre naturel de notre organisme. Beaucoup sont des perturbateurs endocriniens ou des pro-inflammatoires silencieux, ralentissant nos processus de régénération et favorisant la prise de poids.

Ces produits trompent aussi nos instincts alimentaires. Ils sont conçus pour flatter nos papilles, mais pas pour nourrir notre corps. Leur composition déséquilibrée stimule des envies irrépressibles et fausse notre sensation de satiété. On mange plus que nécessaire, piégé par un plaisir artificiel.

Les conséquences sur notre santé sont nombreuses. Fatigue chronique, troubles digestifs, surpoids, inflammations, maladies métaboliques... Les produits transformés épuisent notre système digestif et intoxiquent nos cellules. À long terme, ils affaiblissent notre corps et perturbent notre lien naturel avec la nourriture.

Pour se libérer de leur emprise, il faut revenir à la simplicité. Choisir des aliments bruts, dans leur état le plus naturel possible. Fruits, légumes, noix, graines, légumineuses et céréales complètes regorgent de vie et nourrissent nos cellules en profondeur. Ils soutiennent notre vitalité tout en allégeant notre organisme des charges inutiles.

Manger vivant, c'est aussi retrouver un équilibre émotionnel. Cuisiner des aliments vrais reconnecte à l'essentiel. On reprend conscience de ce que l'on met dans son assiette et de l'énergie que cela nous apporte. Cette démarche, en apparence simple, est en réalité un acte profond de respect envers soi-même.

Les produits transformés nous éloignent de notre nature. En les évitant, on retrouve non seulement la santé, mais aussi le plaisir authentique de manger. Un plaisir qui nourrit à la fois le corps, l'âme et l'esprit.

41. Les bienfaits insoupçonnés du jeûne intermittent

Le jeûne intermittent est une pratique simple et naturelle qui permet au corps de retrouver son rythme profond. Ce n'est pas une privation, mais une pause. Une opportunité de laisser notre système digestif se reposer et notre organisme se régénérer.

Lorsque nous mangeons en continu, notre corps reste en mode digestion presque toute la journée. Cela l'épuise, mobilise son énergie et l'empêche de se consacrer à d'autres fonctions essentielles. Le jeûne intermittent vient rétablir cet équilibre. En limitant les repas à une plage horaire définie, on permet au corps de souffler, de nettoyer ses cellules et de relancer ses mécanismes d'autoguérison.

Pendant le jeûne, l'organisme active un processus magique : l'autophagie. Ce phénomène, qui signifie littéralement "se manger soi-même", permet d'éliminer les cellules abîmées et de recycler les déchets. C'est une cure de nettoyage intérieur, bénéfique pour la santé, la vitalité et même la longévité.

Le jeûne intermittent aide également à réguler la glycémie et les hormones. Il réduit les pics d'insuline, responsables des fringales et des variations d'énergie. En laissant le pancréas se reposer, il favorise un métabolisme plus stable et une meilleure gestion des réserves graisseuses.

Contrairement aux idées reçues, jeûner ne ralentit pas le métabolisme. Au contraire, cela l'optimise. Le corps apprend à puiser dans ses graisses pour produire de l'énergie, tout en préservant les muscles. C'est une approche respectueuse, qui ne force rien mais qui libère beaucoup.

Le jeûne intermittent allège aussi l'esprit. Moins obsédé par les repas, on redécouvre une liberté intérieure. On mange moins souvent, mais mieux. Chaque repas devient un moment précieux, où l'on choisit des aliments vivants, riches en nutriments et en énergie.

Cette pratique s'adapte à tous. Que vous choisissiez de jeûner 12, 16 ou 18 heures, l'important est d'écouter votre corps. Il sait ce dont il a besoin. En respectant votre rythme, vous ressentirez rapidement les bienfaits : légèreté, clarté mentale, vitalité retrouvée.

Le jeûne intermittent n'est pas une contrainte, mais un cadeau que l'on s'offre. Un temps pour soi, pour son corps, pour sa santé. Une façon douce et naturelle de retrouver l'équilibre, sans effort, mais avec beaucoup d'amour et de respect pour la vie qui nous anime.

42. Ritualiser ses repas pour maigrir en paix

Manger n'est pas seulement nourrir le corps, c'est un acte sacré, une rencontre avec la vie qui nous soutient. Trop souvent, nous avalons nos repas à la hâte, sans conscience, emportés par le tumulte de nos journées. Pourtant, l'acte de manger est bien plus qu'une fonction biologique : c'est un moment de communion avec soi-même et avec la nature.

Ritualiser ses repas, c'est leur redonner cette dimension essentielle. Prenez le temps de vous préparer à manger. Avant même de toucher à votre assiette, respirez profondément et remerciez la terre pour ses fruits. Cette simple reconnaissance élève votre vibration et prédispose votre corps à recevoir ce dont il a besoin.

Asseyez-vous dans un endroit calme. Éteignez distractions et écrans : votre repas mérite toute votre attention. Sentez l'arôme des aliments, admirez leurs couleurs. Mastiquez lentement, comme si chaque bouchée était une méditation. En mangeant ainsi, vous permettez à votre corps de mieux digérer, de mieux assimiler et de ne garder que le meilleur.

Quand vous mangez en conscience, votre corps sait s'arrêter au bon moment. Vous retrouvez la satiété naturelle, celle qui survient bien avant la sensation de lourdeur. Ritualiser ses repas, c'est aussi apprendre à reconnaître ses vrais besoins, au-delà des envies dictées par le stress ou les émotions.

Chaque repas devient alors une opportunité de se nourrir, mais aussi de s'alléger. On choisit des aliments vivants, pleins d'énergie, qui respectent notre corps et lui apportent tout ce dont il a besoin. On mange pour se faire du bien, pas pour combler un vide.

Ce rituel apaise l'esprit autant qu'il soutient le corps. Il nous ancre dans le moment présent, loin des préoccupations de la journée. En mangeant ainsi, nous retrouvons un lien profond avec notre instinct, notre intuition. Nous entendons à nouveau les messages de notre corps : faim, satiété, envie de tel ou tel aliment.

Manger en paix, c'est respecter le rythme de la vie. Ce n'est pas se priver, mais se reconnecter à l'essentiel. Chaque repas devient un acte d'amour envers soi-même, un moment pour se recentrer, s'équilibrer, s'alléger. Et dans cette légèreté retrouvée, on découvre la joie simple d'être vivant.

43. Les pièges des régimes classiques

Les régimes classiques, ces promesses de miracles en quelques semaines, ont souvent des allures séduisantes. On vous vend la minceur rapide, la silhouette rêvée, mais à quel prix ? Derrière leurs slogans accrocheurs, ces régimes cachent des pièges insidieux qui malmènent le corps autant que l'esprit.

Le premier piège, c'est la restriction. On impose au corps des privations drastiques, en croyant pouvoir le dompter comme une machine. Mais le corps est un allié, pas un ennemi. Face à ces privations, il entre en résistance. Il ralentit son métabolisme, stocke au moindre excès, et réclame toujours plus lorsqu'il est à bout de forces.

Un autre écueil, c'est l'uniformisation. Manger selon un plan rigide, déconnecté de ses envies, de ses besoins profonds, c'est ignorer les messages que le corps nous envoie. Chaque personne est unique. Nos rythmes, nos goûts, nos histoires alimentaires ne peuvent être réduits à une liste universelle de "bons" et "mauvais" aliments.

Les régimes classiques ignorent aussi l'importance de la qualité. On nous propose parfois des produits allégés, remplis d'additifs et d'ingrédients transformés. Ces aliments, dits "diététiques", sont souvent dépourvus de vie. Ils trompent les papilles mais laissent le corps vide, frustré, car il attend des nutriments réels pour fonctionner.

Le danger des régimes ne s'arrête pas au physique. Ils altèrent notre relation à la nourriture, créant un cycle toxique de culpabilité et de surcompensation. On mange par obligation, puis on craque, puis on se punit. Cette spirale nourrit l'insatisfaction, jamais l'équilibre.

Et que dire des effets à long terme ? La plupart des régimes promettent des résultats rapides, mais rares sont ceux qui tiennent leurs promesses sur la durée. Une fois le régime abandonné, le poids revient souvent, parfois avec un supplément. C'est le fameux effet yo-yo, un stress immense pour le corps, qui épuise et dérègle.

Pour sortir de ces pièges, il faut changer de regard. Plutôt que de chercher à contrôler le corps, apprenons à l'écouter. Plutôt que de restreindre, cherchons à nourrir. Une alimentation vivante, adaptée, riche en couleurs et en vitalité, nous donne l'énergie dont nous avons besoin sans frustration.

Maigrir dans la joie, c'est se libérer de ces régimes classiques et réapprendre à vivre en harmonie avec soi-même. En respectant son corps, en honorant ses besoins, on découvre une minceur durable, mais surtout une légèreté intérieure qui n'a rien de passager.

44. Revenir à l'essentiel : l'alimentation intuitive

Notre corps est un guide merveilleux. Depuis la nuit des temps, il sait ce dont il a besoin pour vivre, guérir et prospérer. Pourtant, dans nos vies modernes, nous avons peu à peu perdu cette connexion. Bombardés d'informations contradictoires, de régimes standardisés et d'aliments artificiels, nous avons oublié l'essentiel : écouter notre propre nature.

L'alimentation intuitive, c'est le retour à cette sagesse innée. C'est l'art de faire confiance à son corps plutôt que de suivre des règles imposées de l'extérieur. Imaginez un instant : lorsque vous avez soif, vous n'avez pas besoin d'un manuel pour savoir qu'il faut boire. Pourquoi ne serait-ce pas pareil avec la faim, la satiété ou les aliments qui vous appellent ?

Ce chemin commence par le silence intérieur. Faire taire les injonctions, les "il faut" et les "je ne dois pas". En cultivant la présence à soi, on redécouvre la magie de nos instincts. Lorsque l'on est vraiment à l'écoute, le corps demande des aliments simples, vivants, pleins de vitalité. Il réclame ce qui le nourrit profondément, pas ce qui le surcharge ou l'alourdit.

Manger intuitivement, c'est aussi respecter ses sensations de faim et de satiété. Trop souvent, nous mangeons par habitude, par émotion ou par contrainte sociale. Pourtant, la faim véritable n'est jamais un cri désespéré ; elle est douce, subtile, et sait se faire entendre quand on lui laisse de l'espace.

Les aliments transformés, trop salés, trop sucrés, trompent nos instincts en brouillant les signaux naturels du corps. Ils excitent artificiellement nos papilles sans nous nourrir vraiment. Revenir à une alimentation intuitive, c'est choisir des aliments dans leur forme la plus simple, celle que la nature nous offre généreusement : des fruits mûrs, des légumes croquants, des graines qui regorgent d'énergie.

Mais l'intuition ne se limite pas à ce que nous mangeons ; elle s'étend aussi à la manière de le faire. Prenez le temps. Respirez entre chaque bouchée. Sentez les textures, les arômes, la vie qui se déploie dans chaque aliment. En ralentissant, vous laissez au corps l'opportunité de vous parler : "Assez" ou "Encore", il vous le dira si vous êtes attentif.

L'alimentation intuitive est un acte d'amour envers soi-même. Elle ne juge pas, ne contraint pas, mais invite à une exploration joyeuse et consciente. En renouant avec cette approche, non seulement vous allégez votre corps, mais vous apaisez aussi votre esprit. Vous redécouvrez le plaisir simple et authentique de nourrir votre être tout entier.

Revenir à l'essentiel, c'est lâcher les croyances limitantes et retrouver une liberté oubliée. Une liberté où manger n'est plus une bataille mais une célébration, où chaque repas devient un moment de connexion profonde avec vous-même et avec la vie qui vous entoure.

45. La respiration : une aide minceur naturelle

Respirer, cet acte si simple et pourtant si essentiel, est souvent relégué au second plan de notre attention. Pourtant, la respiration, ce flux de vie qui nous anime, est bien plus qu'une fonction automatique : elle est un outil puissant pour retrouver équilibre, vitalité, et même légèreté.

Lorsqu'on respire profondément, on invite l'oxygène à pénétrer chaque cellule, chaque fibre de notre être. Cet oxygène, précieux carburant, stimule notre métabolisme et favorise l'élimination des toxines. En respirant mieux, on nettoie notre corps en douceur et on lui permet de fonctionner avec plus d'harmonie.

La respiration consciente est une alliée précieuse dans la gestion du stress, ce grand perturbateur de nos habitudes alimentaires. Qui n'a jamais ressenti une faim soudaine, dictée non par un besoin physique, mais par une émotion ? En prenant un moment pour respirer, profondément et calmement, on apaise l'esprit, on calme les tensions et on déjoue ces envies compulsives qui nous alourdissent.

Le souffle, lorsqu'il est ample et maîtrisé, réactive également notre feu intérieur, cette énergie vitale qui anime nos organes et stimule la digestion. Une respiration profonde, lente, en conscience, agit comme un massage intérieur, favorisant la circulation des fluides, le bon fonctionnement des intestins et l'élimination des déchets.

Expérimentez, par exemple, la respiration abdominale. Posez une main sur votre ventre et inspirez lentement, en laissant votre abdomen se gonfler comme un ballon. Puis expirez tout aussi doucement, en vidant complètement vos poumons. Répétez ce geste plusieurs fois. Non seulement votre esprit s'apaise, mais vous sentez une chaleur douce qui envahit votre ventre, preuve que l'énergie circule à nouveau librement.

La respiration joue aussi un rôle clé dans l'équilibre acido-basique. Une respiration insuffisante peut contribuer à l'accumulation d'acidité dans le corps, perturbant ainsi notre équilibre interne. En respirant pleinement, on aide le corps à évacuer l'excès de dioxyde de carbone, un déchet métabolique acide, et on favorise un terrain plus alcalin, propice à la santé et à la minceur.

Pour aller plus loin, intégrez des pratiques de mouvements en conscience, comme le yoga ou le tai-chi, où la respiration guide chaque geste. Ces disciplines, en réconciliant le souffle et le mouvement, renforcent les muscles en douceur, stimulent le système lymphatique et augmentent notre capacité à brûler l'énergie efficacement.

Apprendre à respirer, c'est retrouver un ancrage, une connexion avec soi-même. C'est honorer la vie dans sa simplicité et sa profondeur. Et c'est offrir à son corps l'outil le plus naturel, le plus accessible, pour s'alléger, se régénérer et rayonner de vitalité.

46. Les boissons qui réveillent la vitalité

Dans le tourbillon de nos vies modernes, les boissons énergétiques artificielles se sont taillées une place de choix, promettant des miracles en une gorgée. Mais ces élixirs de synthèse, riches en sucres raffinés et en stimulants chimiques, ne font qu'épuiser nos ressources internes. Heureusement, la nature nous offre des alternatives infiniment plus riches et respectueuses de notre vitalité.

L'eau pure reste la reine des boissons. Elle est la source de vie par excellence, nettoyant chaque cellule, chaque organe, et permettant au corps d'exercer ses fonctions avec fluidité. Boire de l'eau de qualité, non chlorée, idéalement enrichie en minéraux naturels, est le premier geste pour nourrir sa vitalité. L'eau citronnée, par exemple, offre un coup de fouet alcalinisant dès le matin. Pressez un citron dans un verre d'eau tiède pour éveiller le métabolisme, purifier le foie et stimuler la digestion.

Les jus frais de légumes et de fruits sont des véritables trésors liquides. Riches en enzymes vivantes, en vitamines et en minéraux, ils apportent une énergie immédiate tout en détoxifiant le corps. Préparez un jus vert avec du concombre, du céleri, des épinards et une touche de pomme pour un équilibre parfait entre douceur et puissance revitalisante. Ces jus concentrent la force de la nature et nourrissent chaque cellule en profondeur, sans surcharge digestive.

Les infusions d'herbes sont des alliées incontournables. La tisane de gingembre, par exemple, réchauffe le corps, stimule la circulation et apaise les inflammations. Le romarin, quant à lui, éveille l'esprit et favorise la digestion. Le thé matcha, cette poudre de thé vert japonais, est une merveille pour les journées exigeantes : il libère une énergie stable et durable grâce à sa richesse en antioxydants et en L-théanine, un acide aminé qui calme le mental tout en l'éveillant.

Les laits végétaux maison, préparés à partir d'amandes, de noisettes ou de noix de coco, sont également des boissons nourrissantes et énergétiques. Mixez ces ingrédients avec un peu d'eau et une pointe de vanille ou de cannelle pour un lait doux, alcalinisant et plein de vie. Ces laits apportent de bons acides gras et des minéraux essentiels pour soutenir les fonctions cellulaires et renforcer la vitalité.

Le kéfir d'eau et la kombucha sont des boissons fermentées qui regorgent de probiotiques, ces bactéries amies de notre flore intestinale. En rééquilibrant le microbiote, elles soutiennent l'assimilation des nutriments et renforcent l'immunité. Ces boissons vivantes, légèrement pétillantes, apportent une touche joyeuse et légère à vos journées.

Enfin, reconnectez-vous à la simplicité et à l'instinct. Écoutez votre corps : parfois, il réclame une simple eau fraîche enrichie de quelques feuilles de menthe ou une eau infusée au concombre. Parfois, c'est une boisson chaude et réconfortante qui apaise et répare.

Savourer ces boissons vivantes, c'est honorer son corps et la nature. C'est se nourrir d'une énergie vibrante, pure et joyeuse, qui soutient chaque pas sur le chemin de la légèreté et de la santé. Que chaque gorgée soit une célébration, une invitation à éveiller la vitalité et à s'épanouir pleinement.

47. Dire adieu aux aliments inflammatoires

L'inflammation chronique est comme une braise qui couve en silence dans le corps, consommant doucement mais sûrement notre vitalité. Elle est à l'origine de nombreux maux modernes : fatigue, douleurs articulaires, troubles digestifs, prise de poids et même certaines maladies chroniques. Mais cette braise, nous avons le pouvoir de l'éteindre en révisant notre assiette.

Certains aliments, bien qu'omniprésents dans nos cuisines et nos habitudes, alimentent cette inflammation insidieuse. Les sucres raffinés, par exemple, sont de véritables perturbateurs. Ils provoquent des pics de glycémie, suivis de chutes brutales, fatiguant le pancréas et favorisant un état inflammatoire. Troquez ces sucres vides contre des douceurs naturelles comme les fruits frais, les dattes ou un peu de miel cru, qui nourrissent le corps sans l'épuiser.

Les farines blanches et les produits transformés, souvent bourrés d'additifs et d'huiles de mauvaise qualité, sont également des ennemis de la vitalité. Ces aliments dits "morts" manquent de fibres, de nutriments et surchargent notre organisme. Remplacez-les par des alternatives vivantes et nourrissantes : pain au levain fait maison, céréales complètes, ou encore graines germées, qui regorgent d'enzymes et de vie.

Les huiles raffinées, riches en oméga-6, sont un autre pilier de l'inflammation. Préférez des huiles pressées à froid, comme l'huile d'olive ou de lin, qui apportent des acides gras essentiels, favorisent la régénération cellulaire et apaisent les inflammations.

Les produits laitiers, bien que traditionnellement associés à la santé, sont souvent problématiques. Leur lactose, leur caséine et leur profil inflammatoire peuvent surcharger le système digestif et provoquer des déséquilibres. Testez des alternatives végétales maison : laits d'amandes, de noix de cajou ou de coco, riches en minéraux et doux pour l'organisme.

La viande rouge et les charcuteries industrielles, pleines de graisses saturées et d'additifs, méritent d'être consommées avec grande modération. Orientez-vous vers des sources de protéines légères et anti-inflammatoires : poissons gras riches en oméga-3, lentilles, pois chiches et tofu fermenté.

Enfin, observez votre corps. Chaque organisme est unique, et ce qui est inflammatoire pour l'un peut être neutre pour l'autre. L'important est d'écouter les signaux que votre corps vous envoie après chaque repas : fatigue, ballonnements, inconforts sont autant de messages.

Dire adieu aux aliments inflammatoires, c'est offrir à son corps un bain de fraîcheur et de légèreté. C'est se reconnecter à une alimentation qui respecte les lois de la nature, nourrit nos cellules et honore notre énergie vitale. En adoptant ces changements avec douceur et joie, chaque repas devient une étape vers la santé, l'épanouissement et la pleine vitalité.

48. Apprendre à aimer les aliments simples

Dans un monde saturé de produits transformés, d'emballages colorés et de saveurs artificiellement amplifiées, nous avons oublié la beauté de la simplicité. Et pourtant, c'est dans cette simplicité que réside la véritable richesse de notre alimentation.

Un fruit mûr cueilli à la main, une poignée de légumes fraîchement récoltés, quelques noix ou graines…

Ces aliments simples, vivants et naturels sont les trésors que la nature nous offre. Ils contiennent tout ce dont notre corps a besoin : vitamines, minéraux, enzymes, fibres et énergie pure. Mais pour apprendre à les aimer, il faut parfois réapprendre à écouter nos sens.

Quand avez-vous pour la dernière fois croqué dans une pomme et pris le temps de savourer sa douceur sucrée et sa texture croquante ? Ou goûté une tomate gorgée de soleil, sans sel ni vinaigrette, simplement pour en apprécier l'essence pure ? Ces expériences nous rappellent que la simplicité ne signifie pas l'austérité, mais une véritable connexion avec ce que nous mangeons.

Les aliments simples sont aussi ceux qui respectent notre corps. Ils sont faciles à digérer, n'encombrent pas nos organes et apportent une énergie durable. Contrairement aux produits raffinés et aux mélanges complexes qui fatiguent notre système digestif, une assiette composée de légumes crus ou légèrement cuits à la vapeur, accompagnée d'une poignée de graines germées, nourrit à la fois le corps et l'âme.

Pour aimer les aliments simples, il est essentiel de revenir à la source : leur origine, leur saisonnalité, leur préparation. Cuisiner devient alors un rituel joyeux et respectueux. Une carotte râpée, agrémentée d'un filet d'huile d'olive et d'un zeste de citron, peut devenir une explosion de saveurs, bien plus satisfaisante qu'un plat complexe.

Redécouvrir ces aliments, c'est aussi redécouvrir notre palais, souvent engourdi par les excès de sel, de sucre ou d'additifs. En laissant de côté ces stimulants artificiels, nos papilles retrouvent leur sensibilité, et une poignée d'amandes nature ou une simple tranche de poire peuvent devenir de véritables délices.

La simplicité alimentaire invite également à une forme de gratitude. En mangeant des aliments dans leur forme la plus pure, nous nous connectons à la terre, à ceux qui les cultivent, et au cycle de la vie. Cela nous ancre dans le moment présent et nous rappelle que la santé, la joie et la légèreté se trouvent souvent dans les choses les plus humbles.

Apprendre à aimer les aliments simples, c'est finalement apprendre à s'aimer soi-même : à respecter notre corps, à l'écouter, et à lui offrir ce dont il a vraiment besoin. C'est aussi un chemin vers la sérénité et la légèreté, un pas vers une vie plus vivante et plus joyeuse.

49. La pleine conscience en cuisine

Cuisiner est bien plus qu'une simple préparation alimentaire. C'est un acte sacré, un dialogue intime entre notre corps, notre esprit et la nature. Trop souvent, nous mangeons par automatisme, absorbés par nos pensées ou distraits par des écrans. Pourtant, la pleine conscience en cuisine peut transformer notre rapport à l'alimentation et nous guider sur le chemin d'une santé rayonnante.

Lorsque vous cuisinez, commencez par respirer profondément. Prenez un instant pour observer les couleurs vives des légumes, sentir les arômes des épices, toucher la texture des aliments. Chaque ingrédient raconte une histoire, celle de la terre qui l'a vu naître, du soleil qui l'a nourri. En prenant le temps d'apprécier ces trésors, vous cultivez une gratitude qui nourrit l'âme autant que le corps.

Préparez vos repas dans un esprit de simplicité. Coupez, mélangez, assaisonnez avec amour, sans précipitation. C'est dans cet espace d'attention que la magie opère. Les saveurs semblent plus riches, les odeurs plus envoûtantes, et vous êtes pleinement connectés à ce que vous offrez à votre corps.

Manger en pleine conscience prolonge cette expérience. Posez vos couverts entre chaque bouchée, mâchez lentement, goûtez pleinement. Vous découvrirez alors que votre corps vous guide naturellement vers la satiété. La surconsommation, souvent motivée par le stress ou l'ennui, s'efface.

La pleine conscience en cuisine est une invitation à ralentir, à écouter, à ressentir. C'est un retour à l'essentiel, où chaque repas devient une célébration de la vie et un geste d'amour envers soi-même. Avec ce rituel, non seulement vous allégez votre esprit, mais vous soutenez aussi votre santé et votre joie intérieure.

50. Le rituel du brossage à sec pour drainer

Notre peau, ce merveilleux organe, est bien plus qu'une barrière protectrice. C'est un système d'élimination à part entière, souvent appelé le "troisième rein". Lorsque nous prenons soin de notre peau, nous soutenons tout le système lymphatique et facilitons l'élimination des toxines qui encombrent notre corps.

Le brossage à sec est un rituel ancestral, simple et puissant, pour activer cette fonction. Il suffit d'une brosse en fibres naturelles et de quelques minutes chaque jour pour en ressentir les bienfaits. Ce geste stimule la circulation sanguine, réveille le système lymphatique, exfolie la peau et favorise une sensation de légèreté immédiate.

Pratiquez ce rituel avant la douche, lorsque votre peau est sèche. Commencez par les pieds, et remontez doucement vers le cœur, en effectuant des mouvements longs et fluides. Imaginez que chaque coup de brosse libère votre corps des lourdeurs accumulées. Passez par les jambes, les bras, le ventre et le dos, toujours dans un mouvement ascendant vers le centre du corps.

Au-delà de ses bienfaits physiques, le brossage à sec est un moment pour soi. Il invite à ralentir, à écouter son corps et à l'honorer. Ce rituel crée une connexion intime avec votre enveloppe charnelle, un instant pour remercier votre peau de tout ce qu'elle fait pour vous.

Avec le temps, vous constaterez que votre peau devient plus douce, plus lumineuse. Vous vous sentirez plus légère, à la fois physiquement et mentalement. En intégrant ce rituel à votre quotidien, vous offrez à votre corps une aide précieuse pour drainer et vous libérer des toxines, tout en renforçant votre bien-être intérieur. Une pratique simple, mais incroyablement transformatrice, pour accompagner votre chemin vers la vitalité.

51. La santé dans chaque cellule

Notre corps est composé de milliards de cellules, chacune vibrant comme un petit univers en soi. Ces cellules, ces microcosmes vivants, sont à la base de notre santé. Lorsque chaque cellule est nourrie et libérée de ses déchets, c'est tout notre être qui s'illumine de vitalité.

Mais comment offrir à nos cellules ce dont elles ont besoin ? La réponse est simple : pureté et abondance. Les cellules prospèrent dans un environnement alcalin, hydraté et riche en nutriments vivants. Elles se nourrissent de ce que la nature nous offre dans sa forme la plus brute : des fruits mûrs, des légumes croquants, des graines germées et de l'eau pure, gorgée d'énergie.

En revanche, les cellules s'asphyxient face à l'acidité générée par les aliments transformés, les excès de protéines animales, les sucres raffinés et les toxines environnementales. Ces intrus perturbent leur fonctionnement, ralentissent la régénération et favorisent l'inflammation.

La santé cellulaire repose sur deux piliers : le nourrissement et l'élimination. Chaque bouchée d'un aliment vivant – un fruit juteux, une feuille de verdure fraîche, une poignée de noix crues – est une bénédiction pour vos cellules. En parallèle, il est crucial d'encourager l'élimination des déchets cellulaires. L'eau, les mouvements doux, la respiration consciente et les moments de jeûne offrent à vos cellules l'espace pour se nettoyer et se renouveler.

Visualisez votre corps comme un océan. Chaque cellule est une goutte dans cet océan. Si l'eau est claire, les gouttes scintillent. Si elle est trouble, elles se fanent. La clé de la clarté est dans ce que vous choisissez d'ingérer et dans les habitudes que vous cultivez au quotidien.

Prenez le temps d'honorer vos cellules. Ralentissez, mâchez, respirez profondément. Offrez à votre corps la lumière d'une alimentation vivante et l'amour d'un mode de vie simple. Vous verrez alors vos cellules rayonner, et avec elles, votre santé, votre énergie et votre joie de vivre.

52. Les rythmes naturels de digestion

Notre corps est un chef-d'œuvre de rythmicité, un orchestre où chaque organe joue sa partition selon des cycles bien définis. La digestion, ce processus fascinant, suit des rythmes naturels qu'il est essentiel de respecter pour vivre en harmonie avec son corps.

Le matin, c'est l'heure de l'élimination. Après une nuit de repos, le corps se libère des toxines accumulées. Durant cette phase, il est préférable de ne pas alourdir le système digestif. Les fruits, riches en eau et en enzymes, sont les alliés parfaits pour aider ce processus. Ils nettoient en douceur tout en rechargeant le corps d'énergie vibrante.

À midi, le feu digestif est à son apogée. C'est le moment idéal pour le repas principal de la journée. À cette heure, le corps est prêt à transformer des aliments plus consistants en énergie. Privilégiez des repas équilibrés et colorés : des légumes crus et cuits, des céréales complètes, des protéines végétales ou animales en petite quantité. Mais attention, gardez vos assiettes simples et évitez les excès qui surchargeraient votre digestion.

Le soir, le corps amorce un ralentissement. C'est une période dédiée à la régénération. Un dîner léger, à base de potages ou de légumes cuits à la vapeur, permet au système digestif de se reposer avant la nuit. Souvenez-vous que digérer demande une énergie précieuse, mieux utilisée pour réparer et revitaliser vos cellules pendant votre sommeil.

Respecter ces rythmes naturels, c'est s'offrir une digestion fluide et sans encombre. Cela aide également à prévenir les inflammations, les ballonnements, et cette sensation de lourdeur qui épuise l'organisme.

Écoutez votre corps et ses signaux. Il vous guide à travers ses besoins, souvent bien différents de ce que dictent les habitudes modernes. En vous reconnectant à ces cycles naturels, vous vous alignez avec une sagesse ancestrale, celle qui nous rappelle que chaque moment a son rôle à jouer dans l'harmonie du vivant.

53. Pourquoi éviter les excès d'acidité ?

Notre corps est un temple délicatement équilibré, conçu pour fonctionner dans une harmonie subtile où l'acidité et l'alcalinité dansent ensemble. Lorsque cette balance est perturbée par des excès d'acidité, tout l'organisme en souffre.

L'acidité excessive, souvent causée par une alimentation trop riche en produits transformés, en protéines animales, en sucres raffinés et en boissons stimulantes comme le café ou les sodas, enflamme le terrain intérieur. Ce déséquilibre surcharge les organes émonctoires – reins, foie, poumons, peau – responsables de l'élimination des déchets acides. Résultat ? Fatigue chronique, douleurs articulaires, inflammations, troubles digestifs, et prise de poids peuvent s'installer.

Pour comprendre pourquoi il est si important de prévenir l'acidité, visualisez vos cellules comme des petits jardins. Si le sol est trop acide, les plantes – nos cellules – dépérissent. Les nutriments ne circulent plus correctement, l'énergie diminue, et les fonctions vitales s'altèrent.

Heureusement, la nature nous offre des solutions simples et puissantes pour retrouver l'équilibre. Les légumes verts, crus ou cuits, regorgent de minéraux alcalinisants comme le magnésium, le potassium et le calcium. Les fruits frais, notamment ceux riches en eau tels que le melon, les baies et les agrumes (paradoxalement alcalinisants une fois digérés), nettoient et revitalisent.

Adoptez des habitudes qui soutiennent l'équilibre acido-basique : commencez votre journée par un verre d'eau tiède citronnée pour alcaliniser votre terrain, ajoutez des graines germées à vos repas pour leur vitalité inégalée, et limitez les excès d'aliments acides.

N'oubliez pas que le stress et les pensées négatives, tout comme les aliments, génèrent de l'acidité. Apprenez à respirer, à méditer, et à cultiver des émotions positives pour apaiser votre corps et votre esprit.

En réduisant les excès d'acidité, vous redonnez à votre corps la capacité rôle de s'auto-réguler, de s'auto-guérir, et de vibrer à son plein potentiel. Vous offrez à vos cellules l'espace pour s'épanouir, et à votre vitalité, une chance de rayonner.

54. Le rôle fondamental des fibres alimentaires

Les fibres alimentaires, souvent négligées, sont pourtant des alliées précieuses dans la quête de la santé et du bien-être. Elles sont la clé d'une digestion harmonieuse, d'une gestion du poids efficace et d'une prévention des maladies chroniques. Mais leur rôle va bien au-delà de ce que l'on imagine généralement.

Les fibres sont les balais de notre système digestif. Elles agissent comme un nettoyeur naturel en éliminant les déchets, les toxines et les métaux lourds accumulés dans nos intestins. Leur pouvoir de régulation est essentiel pour garder nos intestins en bonne santé. Elles assurent également le bon fonctionnement de la flore intestinale, favorisant la prolifération des bonnes bactéries qui, à leur tour, renforcent notre système immunitaire.

La consommation de fibres n'est pas seulement bénéfique pour la digestion, elle l'est aussi pour l'équilibre acido-basique. En régulant les acides gastriques, les fibres favorisent un environnement plus alcalin, propice à une meilleure absorption des nutriments et à une réduction de l'inflammation. Ainsi, une alimentation riche en fibres contribue activement à l'équilibre interne, permettant à l'organisme de mieux se défendre contre les agressions extérieures.

De plus, les fibres jouent un rôle crucial dans la gestion du poids. Elles ralentissent le passage des aliments dans le système digestif, créant une sensation de satiété durable. Cela permet de limiter les fringales, tout en régulant l'insuline et en améliorant la sensibilité à cette hormone clé pour le métabolisme des graisses. Lorsque les fibres sont abondantes dans l'alimentation, elles agissent comme un frein naturel à l'excès alimentaire et permettent de maintenir un poids stable et une silhouette harmonieuse.

Les sources de fibres sont multiples et accessibles. Fruits et légumes crus, graines, légumineuses, céréales complètes, algues et fruits secs sont des aliments riches en fibres qui, non seulement, nourrissent le corps, mais aussi apportent une vitalité incomparable. En optant pour des aliments bruts, vivants et naturels, vous favorisez une meilleure qualité nutritionnelle, mais aussi une meilleure assimilation des fibres.

Rappelez-vous que pour que les fibres remplissent leur rôle, elles doivent être consommées dans le cadre d'une alimentation saine et équilibrée. Elles doivent être accompagnées d'une bonne hydratation et d'une activité physique régulière, qui viendront amplifier leurs bienfaits. C'est ainsi qu'elles deviennent des alliées de choix pour une santé vibrante et un corps léger.

En résumé, les fibres sont essentielles à notre bien-être. Elles nous permettent de maintenir une digestion optimale, de prévenir les maladies chroniques, de réguler notre poids et de nous protéger contre l'inflammation. Leur place est donc incontournable dans une alimentation vivante et anti-inflammatoire, source de santé et de vitalité.

55. Les bienfaits des noix et des graines

Les noix et les graines sont de véritables trésors nutritionnels, des joyaux naturels à intégrer dans notre alimentation quotidienne pour nourrir notre corps, notre esprit et notre énergie vitale. Ces petites merveilles renferment des nutriments puissants et des bienfaits multiples qui contribuent à notre bien-être de manière profonde et durable.

Tout d'abord, les noix et les graines sont d'excellentes sources de graisses saines. Elles contiennent principalement des graisses insaturées, essentielles pour nourrir notre cœur, maintenir une bonne circulation sanguine et équilibrer nos niveaux de cholestérol. Ces graisses, notamment celles présentes dans les amandes, les noix de pécan, les noix de Grenoble et les graines de lin, jouent un rôle fondamental dans la protection des membranes cellulaires et dans l'amélioration des fonctions cérébrales. Elles sont également des alliées contre l'inflammation, contribuant à réduire le risque de maladies chroniques comme les troubles cardiovasculaires et les troubles inflammatoires.

Les noix et les graines sont également riches en protéines végétales, ce qui en fait un atout pour les personnes souhaitant diminuer leur consommation de protéines animales tout en conservant un apport adéquat. Par exemple, les graines de chia, de courge et de chanvre sont de véritables concentrés de protéines complètes qui nourrissent les muscles et soutiennent le métabolisme. Ces protéines sont également faciles à digérer et à assimiler, ce qui favorise une meilleure gestion du poids et de la masse musculaire.

Mais les bienfaits des noix et des graines ne s'arrêtent pas là. Elles sont également riches en fibres, ce qui favorise une digestion optimale, une meilleure régulation du transit intestinal et un sentiment de satiété durable. Les fibres jouent un rôle crucial dans l'équilibre acido-basique de l'organisme, et elles aident à éliminer les toxines accumulées dans le système digestif. En consommant régulièrement des noix et des graines, vous améliorez non seulement votre digestion, mais aussi votre immunité, en nourrissant les bonnes bactéries intestinales et en réduisant l'inflammation.

Ces aliments sont également une source précieuse de micronutriments. Les noix, notamment, regorgent de vitamines (comme la vitamine E et le complexe B) et de minéraux (comme le magnésium, le zinc et le sélénium), qui soutiennent la santé des os, la fonction nerveuse et la production d'énergie. Le magnésium, en particulier, est un minéral qui aide à réduire le stress, à apaiser l'esprit et à favoriser un sommeil réparateur. Quant au sélénium, il est un puissant antioxydant qui protège les cellules du vieillissement prématuré et soutient la santé thyroïdienne.

Les graines de lin et de chia, riches en acides gras oméga-3, contribuent à nourrir le cerveau et à maintenir une peau éclatante et en bonne santé. Ces acides gras essentiels sont cruciaux pour équilibrer le ratio oméga-3/oméga-6 dans notre alimentation, ce qui aide à lutter contre l'inflammation et à soutenir notre système nerveux.

La consommation régulière de noix et de graines peut également favoriser un équilibre hormonal sain, en particulier grâce aux lignanes présents dans les graines de lin. Ces composés phytochimiques imitent l'action des œstrogènes dans l'organisme et peuvent être particulièrement bénéfiques pour les femmes, en soutenant la santé mammaire et en régulant les cycles hormonaux.

Dans le cadre d'un régime vivant et anti-inflammatoire, les noix et les graines se révèlent être des alliées incontournables pour nourrir notre corps en profondeur. Elles apportent à la fois des nutriments essentiels et des propriétés anti-inflammatoires qui aident à réduire les risques de maladies chroniques, tout en renforçant notre vitalité et notre énergie.

En intégrant ces petites merveilles de la nature dans votre alimentation quotidienne, vous nourrissez non seulement votre corps, mais aussi votre âme. Une poignée de noix ou de graines, que ce soit en collation, dans vos smoothies, vos salades ou vos plats, est un geste simple, mais ô combien puissant, pour soutenir votre santé et votre bien-être.

56. Les aliments fermentés : alliés de l'intestin

Dans notre quête de santé et de bien-être, il est essentiel de reconnaître l'importance de notre microbiote intestinal. Cet écosystème complexe abrite des milliards de bactéries qui jouent un rôle fondamental dans la digestion, l'immunité, la gestion du poids et même la santé mentale. Pour entretenir un microbiote équilibré, rien n'est plus précieux que les aliments fermentés. Ces trésors de la nature, riches en probiotiques, sont d'autant plus essentiels dans un régime vivant et anti-inflammatoire.

La fermentation est un procédé ancestral, utilisé depuis des millénaires pour conserver les aliments, tout en leur conférant des bienfaits uniques. En fermentant des aliments, on crée un environnement propice à la multiplication de micro-organismes bénéfiques, notamment les lactobacilles, les bifidobactéries et d'autres souches de probiotiques. Ces bactéries nourrissent notre flore intestinale, contribuant à la digestion des aliments et à la production de vitamines essentielles, tout en aidant à maintenir une barrière intestinale saine et forte.

L'un des plus grands bienfaits des aliments fermentés réside dans leur capacité à améliorer la digestion. En effet, les probiotiques présents dans ces aliments aident à décomposer les nutriments complexes, facilitant ainsi leur absorption par l'intestin. Ils jouent également un rôle clé dans la dégradation des fibres, permettant une meilleure gestion des ballonnements, des gaz et des troubles digestifs tels que la constipation.

Les aliments fermentés sont également des alliés puissants contre l'inflammation, un facteur clé dans de nombreuses pathologies modernes, telles que l'obésité, les troubles métaboliques et les maladies chroniques. En équilibrant le microbiote intestinal, ces aliments aident à réduire l'inflammation systémique. Cela est particulièrement important dans un régime anti-inflammatoire, où l'objectif est de nourrir l'organisme avec des aliments qui soutiennent l'équilibre interne, tout en minimisant les facteurs de stress et d'inflammation.

Les légumes fermentés, tels que la choucroute, le kimchi ou les cornichons, sont particulièrement riches en fibres, vitamines et antioxydants, renforçant ainsi la capacité du corps à lutter contre les radicaux libres. La fermentation augmente la biodisponibilité des nutriments contenus dans ces légumes, permettant à notre organisme de les assimiler plus efficacement. Par exemple, les vitamines B, notamment la B12, et la vitamine K2, présentes en grande quantité dans la choucroute et le kimchi, sont des nutriments cruciaux pour la santé du système nerveux et des os.

En outre, les produits laitiers fermentés comme le yaourt, le kéfir ou le fromage cru, sont d'excellentes sources de probiotiques qui favorisent l'équilibre de la flore intestinale. Ces produits peuvent également être plus faciles à digérer pour les personnes sensibles au lactose, grâce aux bactéries qui décomposent partiellement ce sucre. Le kéfir, en particulier, est un concentré de bienfaits, non seulement pour l'intestin, mais aussi pour le système immunitaire, la peau et le métabolisme.

Les aliments fermentés offrent également une aide précieuse pour maintenir un poids sain. En favorisant une meilleure digestion et une assimilation optimale des nutriments, ils aident à réguler les appétits et à éviter les fringales. En rétablissant l'équilibre de la flore intestinale, ils réduisent l'inflammation, souvent à l'origine des dérèglements hormonaux qui conduisent à des prises de poids excessives.

Consommer des aliments fermentés, c'est choisir de nourrir son corps de manière intelligente, en prenant soin de son microbiote intestinal, ce véritable « deuxième cerveau » qui influence non seulement la digestion, mais aussi l'humeur et l'énergie. C'est aussi une démarche préventive contre de nombreuses pathologies inflammatoires, en améliorant la fonction immunitaire et en équilibrant les processus métaboliques.

Intégrer des aliments fermentés dans votre alimentation quotidienne est un acte d'amour envers votre corps. Que ce soit dans vos salades, vos plats cuisinés ou en simple en-cas, ces aliments sont des alliés naturels qui nourrissent et régénèrent l'intestin, cet organe central dans notre quête de vitalité, de santé et de bien-être.

57. Apaiser les fringales émotionnelles

Les fringales émotionnelles sont des compagnes invisibles mais bien réelles dans notre quotidien. Elles surviennent souvent lorsque nous cherchons à combler un vide intérieur, une souffrance émotionnelle ou un stress, en nous réfugiant dans la nourriture. Pourtant, ces fringales ne sont qu'une réponse temporaire, un leurre qui cache nos véritables besoins. Apaiser ces envies peut être un chemin vers une meilleure relation avec soi-même et une alimentation plus consciente, au service de notre bien-être.

Les fringales émotionnelles se manifestent sous différentes formes : elles peuvent être déclenchées par un événement stressant, une angoisse, un moment de fatigue ou encore par des émotions non exprimées. Souvent, ce n'est pas la faim physique qui les motive, mais le besoin de se réconforter, de se détendre ou de fuir une émotion difficile. Nous cherchons alors un "plaisir immédiat" dans un aliment, souvent sucré ou gras, en espérant que cette sensation de satisfaction apaisera la tension intérieure. Cependant, à long terme, ces solutions superficielles ne font que renforcer le malaise initial.

Il est essentiel de comprendre que, dans ces moments-là, nous ne répondons pas à un besoin nutritionnel, mais à un appel émotionnel. C'est ici qu'intervient la pleine conscience, une pratique de retour à l'intérieur de soi, pour mieux écouter ses émotions et ses besoins véritables. Lorsque nous ressentons une fringale émotionnelle, il peut être utile de s'arrêter un instant, de respirer profondément, de poser une main sur le ventre et de se demander : « Que suis-je en train de ressentir ? » Souvent, la faim n'est qu'une illusion, une manière de fuir un inconfort émotionnel que l'on ne veut pas affronter. En prenant un moment pour être présent à soi-même, nous pouvons détourner l'attention de la nourriture et répondre à notre besoin de manière plus saine et nourrissante.

Cela ne veut pas dire qu'il faille éviter les plaisirs gustatifs, bien au contraire. Se nourrir de manière consciente et joyeuse est une clé pour nourrir notre corps et notre âme. Mais il est important de distinguer la véritable faim de la faim émotionnelle. C'est dans cette distinction que réside la clé de l'équilibre. Lorsque vous ressentez une fringale émotionnelle, au lieu de vous précipiter sur un aliment réconfortant, offrez-vous plutôt un moment de bien-être : une promenade dans la nature, un bain relaxant, une séance de respiration profonde ou une activité créative. Ce sont ces moments d'attention portée à soi qui nourrissent réellement notre être intérieur.

L'alimentation vivante, riche en nutriments et en enzymes, joue également un rôle important dans l'équilibre émotionnel. Une nourriture vivante, composée de fruits, légumes, graines et noix, nourrit notre corps tout en apportant des éléments essentiels à notre système nerveux. Les oméga-3, présents dans les graines de lin, les noix et les poissons gras, ainsi que les vitamines B et le magnésium, sont des alliés précieux pour stabiliser notre humeur et notre niveau de stress. Une alimentation anti-inflammatoire, basée sur des aliments frais, non transformés, aide à maintenir une énergie constante et une meilleure régulation des émotions. C'est un véritable soutien pour éviter que les émotions négatives ne deviennent des déclencheurs de fringales.

De plus, l'hydratation joue un rôle central dans la gestion des fringales émotionnelles. Parfois, lorsque nous ressentons un besoin irrépressible de grignoter, notre corps nous envoie un message de déshydratation. Boire une grande gorgée d'eau, ou mieux encore, une infusion d'herbes apaisantes comme la camomille ou la lavande, peut aider à dissiper cette sensation de faim. Les tisanes ne nourrissent pas seulement le corps, elles nourrissent aussi l'esprit, en créant une pause bienfaisante dans notre journée.

Enfin, il est essentiel de cultiver un rapport harmonieux à la nourriture. Cela passe par l'apprentissage de l'alimentation intuitive, cette capacité à manger selon nos véritables besoins, sans culpabilité ni excès. Cela implique aussi de reconnaître les moments où l'on utilise la nourriture pour combler une émotion plutôt qu'un besoin physique. Se réconcilier avec son corps, accepter que certaines périodes sont plus difficiles que d'autres, et offrir à son corps et à son esprit des moments de bienveillance plutôt que de jugement, voilà la véritable clé pour apaiser les fringales émotionnelles.

Ainsi, au lieu de lutter contre ces fringales, nous pouvons apprendre à les comprendre et à les apprivoiser. Elles deviennent alors un signal pour revenir à soi, pour nourrir notre âme de manière plus authentique, plus profonde. C'est dans cette approche douce, respectueuse de nos rythmes internes, que l'on trouve la liberté véritable : celle d'une alimentation consciente, d'une vie plus sereine, et d'un corps en harmonie avec ses besoins naturels.

58. Se détoxifier des polluants modernes

Dans notre monde moderne, l'exposition aux polluants est devenue une réalité inévitable. L'air que nous respirons, l'eau que nous buvons, les aliments que nous consommons, tous sont imprégnés de substances chimiques qui s'infiltrent insidieusement dans notre organisme. Les métaux lourds, les pesticides, les plastiques, les conservateurs alimentaires et bien d'autres polluants se logent dans nos cellules, perturbent nos fonctions vitales et, à terme, nuisent à notre santé. Mais la bonne nouvelle, c'est qu'il existe des moyens naturels et puissants pour se détoxifier et retrouver l'équilibre.

La détoxification n'est pas un phénomène ponctuel ou superficiel. Elle nécessite une approche globale, une écoute attentive de son corps et une volonté de revenir à des habitudes simples, en harmonie avec notre environnement naturel. La clé de cette détoxification réside dans l'activation de nos processus d'élimination, soutenus par des pratiques de vie qui favorisent l'élimination des toxines.

L'importance des organes d'élimination

Le corps humain est une merveilleuse machine de détoxification, dotée d'organes capables d'éliminer les toxines naturellement : le foie, les reins, la peau, les intestins, et même les poumons. Chaque jour, ces organes effectuent un travail colossal pour éliminer les déchets issus de la digestion, des métabolismes cellulaires et des toxines externes. Mais face à l'accumulation de polluants modernes, ces organes peuvent parfois être surchargés. Pour soutenir leur fonction, il est important de leur offrir des moyens de fonctionner de manière optimale.

Une alimentation vivante et anti-inflammatoire est un pilier de la détoxification. Les aliments riches en antioxydants, comme les fruits et légumes frais, les baies, les agrumes, ainsi que les légumes crucifères (brocolis, choux, radis), sont des alliés puissants dans ce processus. Ils aident à neutraliser les radicaux libres et soutiennent l'élimination des métaux lourds et autres toxines. Par exemple, le brocoli contient des sulforaphanes, des composés qui stimulent l'activité du foie et favorisent l'élimination des substances toxiques. Les fruits riches en vitamine C, tels que l'orange et le kiwi, aident à soutenir la fonction hépatique et la production de collagène, un élément essentiel pour une peau saine, elle-même un organe d'élimination important.

Les fibres alimentaires, quant à elles, sont fondamentales pour la détoxification des intestins. Elles permettent d'éliminer les toxines via les selles et favorisent une bonne digestion, en évitant que les toxines ne soient réabsorbées dans le corps. Les graines de lin, les légumes verts, les céréales complètes et les légumineuses sont des sources parfaites de fibres solubles et insolubles qui nettoient en profondeur.

L'eau : l'élixir de la détoxification

Boire une eau pure et suffisamment hydratante est essentiel pour un bon drainage. L'eau permet d'éliminer les déchets via les reins et participe à la lubrification de nos systèmes internes. Pour renforcer l'effet détoxifiant de l'eau, on peut y ajouter des plantes ou des fruits comme la menthe, le citron, ou le gingembre, qui apportent des propriétés stimulantes pour la digestion et les voies urinaires. L'infusion de plantes détoxifiantes, comme le pissenlit ou le bouleau, est également très bénéfique pour activer l'élimination des toxines.

L'hydratation est également un outil précieux pour "rincer" le corps des polluants accumulés. L'eau aide à éliminer les résidus de métaux lourds, de produits chimiques et d'autres substances, qui s'éliminent via l'urine. Une hydratation suffisante permet donc de soutenir les reins et les organes d'élimination, tout en maintenant un environnement interne optimal pour la régénération cellulaire.

Les bienfaits de la transpiration

La peau, en tant qu'organe d'élimination, joue un rôle fondamental dans la détoxification. Le sudation est un moyen naturel pour le corps d'éliminer les toxines. Prendre des bains chauds, pratiquer des activités physiques ou utiliser des saunas sont des moyens efficaces de stimuler la transpiration. Le sport, en particulier, est une manière douce et efficace d'accélérer la circulation sanguine, d'améliorer l'oxygénation des tissus et de favoriser l'élimination des déchets via la sueur. La pratique régulière d'une activité physique, qu'il s'agisse de marche rapide, de yoga ou de danse, permet de détoxifier le corps tout en apportant de nombreux bienfaits pour la santé mentale et physique.

Réduire l'exposition aux polluants

Bien sûr, la meilleure façon de se détoxifier des polluants modernes reste de les éviter autant que possible. Cela passe par des choix conscients au quotidien : privilégier des aliments biologiques pour limiter l'exposition aux pesticides et aux produits chimiques, utiliser des cosmétiques naturels sans parabènes ni sulfates, limiter l'usage de plastiques et de produits chimiques dans la maison. En évitant ces sources de pollution, vous réduisez la charge de toxines qui pèse sur votre organisme, lui permettant ainsi de mieux fonctionner et de mieux éliminer ce qui est déjà accumulé.

Les bienfaits d'un retour à la nature

Un autre aspect fondamental de la détoxification réside dans le retour aux rythmes naturels et à une vie plus proche de la nature. Se reconnecter avec la terre, prendre le temps d'écouter les rythmes de notre corps et de la nature, permet de restaurer un équilibre profondément réparateur. Passer du temps à l'extérieur, au soleil, dans les forêts ou au bord de l'eau, aide à réduire le stress et favorise une détoxification naturelle. Ces moments d'apaisement permettent à notre corps et à notre esprit de se régénérer.

La détoxification, un voyage vers la vitalité

Se détoxifier des polluants modernes n'est pas seulement un processus physique, c'est aussi une démarche de bien-être global. C'est un voyage vers une meilleure santé, une plus grande vitalité et une véritable harmonie avec soi-même. Il ne s'agit pas de suivre une mode ou un programme de détoxication rapide, mais de rétablir un mode de vie respectueux des besoins de notre corps, en nourrissant nos cellules, en soutenant nos organes d'élimination, en réduisant les toxines et en retrouvant une forme d'équilibre.

Lorsque nous prenons soin de notre corps de manière naturelle et consciente, nous lui permettons de se régénérer en profondeur, d'éliminer les impuretés accumulées et de retrouver sa pleine capacité de fonctionnement. Cette approche, douce et respectueuse, est la clé d'une santé durable et d'un bien-être profond. La détoxification est un processus continu, un retour constant à l'essentiel, pour une vie plus saine, plus légère et plus épanouie.

59. Se reconnecter à la nature pour maigrir

Dans notre monde moderne, de plus en plus de personnes se retrouvent déconnectées de la nature, absorbées par un quotidien frénétique et des préoccupations technologiques qui nous éloignent de notre essence profonde. Pourtant, notre corps est conçu pour vivre en harmonie avec la nature, et cette connexion est un facteur clé non seulement pour notre bien-être mental et physique, mais aussi pour un processus de perte de poids sain et durable.

Maigrir ne se limite pas à la simple réduction des calories ou à la pratique d'une activité physique. C'est un processus qui doit se dérouler dans un respect profond du corps et de ses rythmes naturels. La nature, avec sa sagesse infinie, nous offre tout ce dont nous avons besoin pour rétablir l'équilibre, stimuler notre vitalité et nous reconnecter à une manière d'être qui favorise la santé. Revenir à la nature, c'est retrouver un équilibre naturel, restaurer des pratiques simples, et permettre à notre corps de retrouver ses mécanismes d'autorégulation.

La nature comme alliée pour équilibrer notre métabolisme

Lorsque nous nous éloignons des artifices de la société moderne et revenons à des pratiques simples et naturelles, nous redonnons à notre corps la possibilité de fonctionner comme il en a été conçu. Le stress, la pollution, la malbouffe et le mode de vie sédentaire perturbent nos processus biologiques. Cependant, une fois que nous renouons avec la nature, nous pouvons restaurer l'harmonie intérieure, ce qui est essentiel pour permettre au métabolisme de fonctionner efficacement et de brûler les graisses de manière naturelle.

La nature nous invite à suivre des rythmes biologiques simples et à renouer avec des habitudes alimentaires ancestrales. Par exemple, en mangeant des produits locaux et de saison, nous nous alignons avec les cycles naturels de la Terre, qui dictent la disponibilité de certains aliments à différents moments de l'année. Ces choix alimentaires, plus riches en nutriments et plus adaptés à nos besoins, favorisent non seulement une meilleure digestion mais aussi une gestion optimale du poids.

La marche et l'activité physique en plein air

La pratique d'une activité physique en extérieur est un élément fondamental pour se reconnecter à la nature et activer un processus de perte de poids durable. Marcher dans la nature, en forêt ou près de l'eau, fait bien plus que de stimuler la circulation sanguine et brûler des calories. Elle permet aussi de libérer des hormones du bien-être, comme les endorphines et la sérotonine, qui réduisent le stress et l'anxiété, deux facteurs souvent liés à une prise de poids excessive.

L'exposition à la nature est aussi une forme de "remise à zéro". Respirer l'air frais, s'imprégner de la lumière du jour, ressentir la terre sous ses pieds ou les éléments sur la peau active des processus physiologiques qui soutiennent une perte de poids saine. Il est prouvé que l'exposition régulière à la nature permet d'améliorer le métabolisme, d'augmenter l'énergie et de favoriser un meilleur sommeil, un élément clé pour maigrir dans la joie.

Les bienfaits des aliments locaux et de saison

Revenir à la nature, c'est aussi renouer avec les aliments locaux et de saison. Ces produits sont non seulement plus riches en nutriments, mais ils correspondent à des cycles naturels qui respectent notre biologie. Manger des légumes cultivés en pleine terre, des fruits juteux, et des herbes aromatiques frais est un moyen puissant de rétablir l'équilibre dans notre organisme.

Les aliments locaux et de saison sont également moins transformés, ce qui signifie moins de conservateurs, de produits chimiques et de pesticides dans notre alimentation. En privilégiant une alimentation saine, simple et vivante, notre corps retrouve sa capacité à mieux digérer, à mieux éliminer et à mieux gérer les graisses. Les légumes, les fruits, les noix et les graines sont des alliés précieux dans ce processus. Par exemple, les légumes verts à feuilles, comme les épinards ou le kale, sont particulièrement riches en minéraux, en antioxydants et en fibres, essentiels pour favoriser une bonne digestion et un métabolisme optimal.

L'importance du sommeil et du repos en harmonie avec la nature

La nature nous enseigne également l'importance du sommeil et du repos. Lorsque nous sommes en contact avec elle, nous ressentons l'appel à ralentir, à nous arrêter, à écouter les signes que notre corps nous envoie. Le sommeil est essentiel pour perdre du poids et maintenir une bonne santé. En nous reconnectant à la nature, nous restaurons un rythme de vie plus naturel, celui qui favorise une meilleure qualité de sommeil, réduit l'inflammation et permet au corps de réparer les tissus, d'éliminer les toxines et de gérer plus efficacement les graisses stockées.

La lumière naturelle du soleil, le calme de la nature et les rythmes du coucher et du lever du soleil influencent notre cycle circadien. Lorsque nous vivons en harmonie avec ces rythmes, notre corps est mieux préparé à gérer les processus de digestion et d'élimination, ce qui joue un rôle crucial dans la gestion du poids.

Le pouvoir de la connexion émotionnelle avec la nature

Enfin, se reconnecter à la nature pour maigrir, c'est aussi redécouvrir le pouvoir apaisant de l'environnement naturel sur notre bien-être émotionnel. Beaucoup d'entre nous mangent par stress, anxiété ou émotions négatives, ce qui peut entraîner des comportements alimentaires déséquilibrés. Se ressourcer dans la nature, respirer profondément, observer les arbres, écouter le chant des oiseaux ou se poser près de l'eau permet de réduire l'anxiété, de retrouver une clarté mentale et de développer une relation plus saine avec l'alimentation.

Lorsque nous nous reconnectons à notre environnement naturel, nous nous reconnectons aussi à notre propre nature profonde. Nous apprenons à mieux écouter nos besoins, à nous détacher des habitudes alimentaires dictées par des émotions négatives et à cultiver une approche plus consciente et plus intuitive de la nourriture.

Maigrir dans la joie : un retour à l'essentiel

Revenir à la nature pour maigrir, c'est avant tout un acte d'amour et de respect envers soi-même. Il s'agit de prendre soin de son corps de manière naturelle, en s'appuyant sur des pratiques simples mais puissantes : l'alimentation vivante, l'activité physique en plein air, le sommeil réparateur, et l'écoute de nos besoins profonds. En renouant avec la nature, nous renouons avec notre propre essence, celle qui nous guide vers un poids idéal et une santé durable, dans la joie et l'équilibre.

60. Les bains dérivatifs : l'allié détox méconnu

Dans notre époque où l'inflammation, le stress et la pollution sont des ennemis invisibles de notre santé, il est primordial de chercher des solutions simples et naturelles pour purifier le corps. Parfois, il suffit de revenir à des pratiques ancestrales, oubliées, pour renouer avec une santé profonde. Les bains dérivatifs, méthode simple et puissante, en font partie. Pourtant, cette technique, qui est un véritable trésor, reste encore largement ignorée de nombreux adeptes de la détox et de la santé naturelle.

Les bains dérivatifs sont une méthode de détoxication qui agit à la fois sur le corps et l'esprit. Elle consiste à utiliser l'eau froide pour stimuler la circulation sanguine, détoxifier le corps en profondeur et favoriser l'élimination des toxines, tout en apportant une sensation de bien-être et de légèreté. Cette pratique simple, mais puissante, peut transformer votre quotidien, alléger votre organisme, et favoriser un processus naturel de perte de poids.

Un mécanisme de détox en profondeur

Les bains dérivatifs agissent sur la capacité du corps à éliminer les déchets accumulés, souvent liés à une mauvaise alimentation, au stress ou à des habitudes de vie sédentaires. En refroidissant certaines zones du corps, principalement le bas du ventre et les régions pelviennes, cette méthode active le système lymphatique et stimule les émonctoires naturels : le foie, les reins, la peau et les intestins. Ces zones sont souvent des points de stagnation où les toxines se concentrent. Par l'action de l'eau froide, la circulation sanguine se réveille, permettant aux organes d'éliminer plus facilement les toxines et de se régénérer.

Contrairement à ce que l'on pourrait penser, l'action de l'eau froide ne provoque pas un choc brutal pour le corps. Au contraire, elle va activer des mécanismes de défense naturels et stimuler la circulation de manière douce et profonde, permettant une détoxification progressive mais continue. C'est une manière de réveiller les forces vitales du corps pour lui permettre de se nettoyer en profondeur et de mieux absorber les nutriments qu'il reçoit.

Une aide précieuse pour gérer l'inflammation

L'inflammation chronique est l'un des principaux ennemis de la santé moderne. Qu'elle soit liée à une alimentation trop sucrée, à des aliments transformés, ou au stress, l'inflammation est responsable de nombreuses pathologies, et elle est également un frein au processus de perte de poids. Les bains dérivatifs agissent directement sur cette inflammation, en stimulant la circulation et en facilitant l'élimination des déchets inflammatoires du corps. En réduisant l'inflammation, cette pratique permet au corps de retrouver son équilibre et de mieux fonctionner, créant ainsi un environnement plus propice à la perte de poids.

La méthode des bains dérivatifs a également un effet sur le système nerveux. L'exposition à l'eau froide stimule la production de noradrénaline, un neurotransmetteur essentiel dans la gestion du stress et des inflammations. Cela permet de réduire les tensions accumulées dans le corps et de favoriser une meilleure régulation du métabolisme.

Un accompagnement naturel à un régime vivant et anti-inflammatoire

Les bains dérivatifs ne se substituent pas à une alimentation saine et vivante, mais ils en sont un complément puissant. Lorsqu'ils sont associés à un régime alimentaire anti-inflammatoire, basé sur des aliments vivants, non transformés et riches en nutriments, ils permettent d'obtenir des résultats beaucoup plus rapides et durables. Par exemple, en consommant une alimentation riche en légumes frais, fruits de saison, graines et noix, et en éliminant les produits industriels, on nourrit notre organisme de manière optimale. Les bains dérivatifs, en stimulant l'élimination des toxines et en réduisant les inflammations, favorisent l'assimilation de ces nutriments essentiels tout en libérant le corps de ses excès.

Un bon régime alimentaire, en plus des bains dérivatifs, permet de renforcer le système immunitaire, de rétablir un bon équilibre hormonal et de maintenir un métabolisme actif et efficace. Ensemble, ces pratiques permettent de rééquilibrer les fonctions physiologiques du corps tout en facilitant la gestion du poids, sans privation ni régime draconien.

La pratique des bains dérivatifs : simple et accessible à tous

L'un des plus grands atouts des bains dérivatifs est leur simplicité. Il ne s'agit pas d'une méthode complexe, ni d'un matériel coûteux ou difficile à utiliser. Il suffit d'une serviette propre, d'un bassin d'eau froide et de quelques minutes chaque jour pour expérimenter les bienfaits de cette pratique.

La méthode consiste à s'asseoir sur un siège, les jambes écartées et un linge trempé dans de l'eau froide placé sur la région pelvienne. Cette position permet à l'eau froide de stimuler la circulation, tout en étant parfaitement confortable. Les bains dérivatifs peuvent être réalisés plusieurs fois par semaine, voire tous les jours, pour profiter de leurs effets détoxifiants sur le long terme.

Les résultats sont visibles après quelques jours ou semaines de pratique : plus d'énergie, une peau plus claire, une digestion plus fluide, et un bien-être général qui favorise un mode de vie plus léger et plus naturel.

Un retour aux sources du bien-être

Se détoxifier grâce aux bains dérivatifs, c'est renouer avec des pratiques simples et ancestrales qui respectent les rythmes naturels du corps. Dans un monde où nous cherchons sans cesse des solutions compliquées et artificielles, cette méthode nous rappelle qu'il existe des moyens simples, naturels et efficaces de retrouver notre équilibre. En pratiquant les bains dérivatifs régulièrement, nous aidons notre corps à se débarrasser des impuretés, à retrouver son énergie vitale et à créer un environnement interne propice à la santé et à la perte de poids durable.

Les bains dérivatifs sont donc un outil précieux dans l'arsenal de la détoxification naturelle, et ils permettent de cultiver un bien-être profond tout en soutenant l'organisme dans son processus de régénération. C'est une méthode douce, mais puissante, qui nous aide à maigrir dans la joie et en harmonie avec notre corps.

61. Apprivoiser le gras : le bon et le mauvais

Dans le cheminement vers une santé optimale, il est essentiel de rétablir un équilibre intérieur, et cela commence souvent par la façon dont nous percevons et intégrons les graisses dans notre alimentation. Trop longtemps, le gras a été stigmatisé, jeté dans le même panier que les sucres et autres aliments considérés comme néfastes. Pourtant, il est grand temps de remettre les choses en perspective et de redécouvrir les vertus du gras, tout en sachant distinguer le bon du mauvais.

Le gras est, de loin, l'un des macronutriments les plus mal compris. Pour beaucoup, il reste synonyme de prise de poids, de mauvaise santé cardiaque et d'inflammation. Pourtant, sans lui, le corps ne pourrait fonctionner correctement. Le gras n'est pas seulement une source d'énergie ; il joue un rôle essentiel dans la fabrication des membranes cellulaires, l'absorption des vitamines liposolubles, et dans la régulation hormonale. En d'autres termes, il est fondamental à notre bien-être. La question n'est donc pas d'éviter totalement le gras, mais plutôt d'apprendre à choisir les bonnes graisses et à en consommer de manière équilibrée.

Les bonnes graisses : des alliées de la santé

Les graisses sont des nutriments indispensables à la vie, mais toutes les graisses ne se valent pas. Il existe une grande différence entre les graisses polyinsaturées et les graisses saturées, entre les graisses d'origine animale et celles d'origine végétale, entre les graisses transformées et les graisses naturelles.

Les graisses dites "bonnes" sont les graisses polyinsaturées et les graisses monoinsaturées. Ces dernières sont particulièrement présentes dans les huiles végétales pressées à froid, comme l'huile d'olive, l'huile de lin ou l'huile de colza, ainsi que dans les avocats, les noix, les graines et les poissons gras comme le saumon ou le maquereau. Ces graisses contribuent non seulement à nourrir le corps, mais elles soutiennent également la réduction de l'inflammation, la régulation du cholestérol et la protection du cœur.

Les oméga-3, présents dans des aliments tels que les graines de chia, les graines de lin et les poissons gras, sont particulièrement bénéfiques. Ils ont des propriétés anti-inflammatoires et sont essentiels au bon fonctionnement du cerveau et à la santé de la peau. Une consommation adéquate d'oméga-3, en complément d'une alimentation riche en antioxydants, peut aider à prévenir de nombreuses pathologies liées à l'inflammation, comme les maladies cardiovasculaires, l'arthrite ou même certaines formes de dépression.

De plus, ces graisses saines sont de précieuses alliées dans la gestion du poids. Contrairement aux graisses trans ou saturées, elles favorisent la satiété et aident à réguler les niveaux d'insuline, ce qui permet d'éviter les fringales et d'éviter l'accumulation de graisses corporelles indésirables.

Les mauvaises graisses : à éviter à tout prix

À l'opposé des graisses saines, les graisses saturées et les graisses trans sont responsables de nombreux troubles métaboliques. Les graisses saturées, que l'on trouve dans la viande grasse, les produits laitiers entiers, le beurre et les huiles tropicales comme l'huile de palme, peuvent favoriser l'inflammation et augmenter le risque de maladies cardiaques et de diabète de type 2. Leur consommation excessive perturbe le métabolisme et favorise le stockage des graisses corporelles, en particulier dans les zones abdominales, souvent associées à un risque accru de maladies.

Les graisses trans, quant à elles, sont encore plus insidieuses. Elles sont créées par l'hydrogénation des huiles végétales, un processus qui transforme des huiles insaturées en graisses solides. On les retrouve dans de nombreux produits industriels : biscuits, pâtisseries, fritures, plats préparés et margarines. Les graisses trans perturbent gravement la fonction cellulaire, augmentent les niveaux de mauvais cholestérol (LDL) tout en réduisant le bon cholestérol (HDL), et favorisent une inflammation chronique.

Il est donc essentiel d'éviter ces graisses autant que possible. Prendre conscience des produits transformés et industriels dans notre alimentation est un premier pas pour se libérer des effets délétères de ces graisses. Les huiles raffinées, les produits sucrés et gras de l'industrie alimentaire n'ont pas leur place dans une alimentation vivante, anti-inflammatoire et respectueuse du corps.

Apprivoiser les graisses : une consommation consciente et équilibrée

Le secret pour maigrir dans la joie et préserver une santé optimale réside dans l'équilibre. Il ne s'agit pas de se priver, mais de comprendre la différence entre les graisses qui nourrissent et celles qui nuisent. Un excès de graisses saturées ou trans entrave la capacité du corps à brûler des graisses et à métaboliser les nutriments correctement. En revanche, une consommation équilibrée de graisses saines aide à réguler les hormones, à préserver la santé des cellules et à maintenir un poids sain.

Intégrer des graisses saines dans chaque repas, comme une poignée de noix dans votre salade, une cuillère à soupe d'huile d'olive pour assaisonner vos légumes, ou du poisson gras comme source de protéines et de graisses nourrissantes, est une façon de nourrir le corps tout en lui permettant de se régénérer.

Une alimentation vivante et anti-inflammatoire : une vision holistique

Les graisses, tout comme les autres macronutriments, ne doivent pas être consommées isolément, mais intégrées dans une alimentation holistique et vivante. Cela signifie privilégier des aliments frais, non transformés, riches en nutriments, et cultivés dans le respect des cycles naturels. En outre, associer les graisses saines à des fibres, des protéines végétales et des glucides complexes permet de maintenir un métabolisme en équilibre et de réduire les risques d'inflammation.

Le rôle des graisses dans notre alimentation ne se limite pas à la gestion du poids. Elles sont essentielles à la santé de notre peau, à la régulation de notre humeur, à notre capacité à gérer le stress et à notre énergie au quotidien. Ainsi, apprivoiser le gras, c'est apprendre à l'intégrer intelligemment dans notre alimentation, tout en évitant les pièges des graisses mauvaises, et en cultivant un mode de vie qui respecte les rythmes naturels de notre corps.

En adoptant une approche consciente des graisses et en les choisissant avec discernement, nous pouvons nourrir notre corps, lui offrir les ressources dont il a besoin et lui permettre de se transformer, tout en nous libérant des poids inutiles, non seulement sur le plan physique, mais aussi sur le plan émotionnel et énergétique.

62. Les protéines végétales : les bâtisseurs légers

Dans notre quête d'une alimentation saine et équilibrée, il est crucial de repenser la place des protéines dans notre quotidien. Trop souvent, on associe protéines à viandes, œufs, et produits d'origine animale, oubliant que la nature nous offre une richesse infinie de sources végétales tout aussi nourrissantes, mais bien plus légères pour le corps et l'esprit. Les protéines végétales sont les bâtisseurs légers du corps, des alliées parfaites pour une santé durable et une silhouette svelte.

Les protéines sont essentielles à la vie, elles sont les éléments constitutifs de nos cellules, de nos muscles, de nos hormones et de nos enzymes. Elles jouent un rôle clé dans la réparation et la croissance des tissus, la production d'énergie et le maintien d'un métabolisme fonctionnel. Toutefois, les protéines animales, souvent riches en graisses saturées et en purines, peuvent engendrer des déséquilibres et des inflammations chroniques, des pathologies de plus en plus courantes dans nos sociétés modernes. C'est ici que les protéines végétales entrent en jeu, comme des alternatives légères et respectueuses de notre santé.

Les bienfaits des protéines végétales : une richesse naturelle

Les protéines végétales sont non seulement plus légères à digérer, mais elles sont également chargées de nutriments précieux qui soutiennent le corps de manière douce et efficace. En optant pour des sources végétales, on intègre à son alimentation une variété de vitamines, de minéraux, de fibres, ainsi que des antioxydants puissants. Contrairement aux protéines animales, elles sont également dépourvues de graisses saturées et de toxines issues des élevages intensifs.

Les légumineuses, telles que les lentilles, pois chiches, haricots, et fèves, sont des sources exceptionnelles de protéines végétales. Elles contiennent également des fibres qui favorisent la digestion et régulent la glycémie, offrant ainsi une énergie durable, sans les pics et chutes de sucre qui sont souvent associés aux protéines animales. Ces fibres nourrissent également la flore intestinale, essentielle pour une digestion optimale et un système immunitaire fort.

Les graines, comme celles de chia, de lin, de courge, et de tournesol, sont également riches en protéines et offrent des graisses saines, en particulier des oméga-3, qui jouent un rôle clé dans la réduction de l'inflammation et la protection du cœur. Elles sont également d'excellentes sources de minéraux comme le magnésium, le zinc, et le fer. Ces petites graines sont de véritables concentrés de vitalité, renforçant les structures du corps tout en nourrissant l'esprit.

Les noix, telles que les amandes, les noix de cajou, ou les noix de pécan, complètent cette palette de protéines végétales en apportant une combinaison de protéines, de graisses saines, et d'antioxydants. Elles contribuent à améliorer la circulation sanguine, à nourrir la peau et à favoriser la régénération cellulaire.

Le tofu, le tempeh, et d'autres produits à base de soja constituent des sources de protéines complètes, c'est-à-dire qu'elles contiennent tous les acides aminés essentiels dont le corps a besoin. En outre, le soja est une protéine végétale particulièrement intéressante pour sa richesse en isoflavones, des composés qui soutiennent l'équilibre hormonal et luttent contre les inflammations.

Des protéines légères, mais puissantes

Les protéines végétales sont des bâtisseurs légers. Elles ont la capacité de nourrir en profondeur, tout en allégeant le travail de digestion et en réduisant l'impact sur nos organes vitaux, comme les reins et le foie. Contrairement aux protéines animales qui peuvent être difficiles à métaboliser, les protéines végétales sont facilement absorbées et utilisées par le corps. Ce sont des alliées parfaites pour ceux qui souhaitent entretenir un corps sain, sans surcharger leurs systèmes organiques.

Les protéines végétales jouent également un rôle préventif dans la gestion du poids. Leur forte teneur en fibres favorise une sensation de satiété durable, ce qui permet de limiter les grignotages et de maintenir un poids stable, sans privation ni frustration. De plus, ces protéines aident à réguler les niveaux de sucre dans le sang, réduisant ainsi les risques de diabète de type 2 et d'autres maladies métaboliques.

L'intégration des protéines végétales dans une alimentation anti-inflammatoire

Dans un régime vivant et anti-inflammatoire, l'accent doit être mis sur des choix alimentaires naturels et non transformés. Les protéines végétales, en plus d'être bénéfiques pour la gestion du poids et la prévention des maladies, ont un rôle fondamental à jouer dans la réduction de l'inflammation chronique. En remplaçant les sources animales par des protéines végétales, on contribue à diminuer les phénomènes inflammatoires, qui sont à la racine de nombreuses pathologies modernes, telles que les troubles digestifs, les douleurs articulaires, les maladies cardiovasculaires, et même certaines formes de cancers.

Les protéines végétales, en raison de leur haute teneur en antioxydants et de leurs faibles niveaux de graisses saturées, aident à réduire les radicaux libres et à protéger le corps contre le vieillissement prématuré. Elles soutiennent également la régénération des cellules et l'équilibre des fonctions hormonales, contribuant à un bien-être global.

Réconcilier plaisir et santé

L'intégration des protéines végétales dans notre alimentation ne doit pas être une contrainte, mais plutôt une opportunité de redécouvrir le plaisir des aliments simples et naturels. Le secret réside dans l'authenticité des ingrédients, leur fraîcheur, et la manière dont nous les préparons. Par exemple, les soupes de lentilles, les salades de pois chiches, les wraps de légumes et houmous, ou les smoothies enrichis de graines et de noix peuvent être des plats délicieux et nourrissants.

Ces protéines végétales ne sont pas seulement une réponse à nos besoins nutritionnels, elles sont aussi un moyen de cultiver une relation plus saine avec notre alimentation, plus consciente et en harmonie avec notre corps. Elles permettent de nourrir nos cellules en profondeur, tout en préservant notre équilibre naturel.

Ainsi, réintégrer les protéines végétales dans notre quotidien, c'est choisir des bâtisseurs légers qui soutiennent le corps sans l'alourdir, qui nourrissent l'esprit tout en apportant vitalité et énergie. En faisant ce choix, nous optons pour une santé durable, une silhouette affinée, et un bien-être global.

63. Apprendre à ralentir pour mieux digérer

La digestion est un processus fascinant, une danse subtile où chaque étape, chaque mouvement, chaque ingrédient joue son rôle. Pourtant, dans nos vies trépidantes, nous avons tendance à négliger cette mécanique délicate. Nous mangeons vite, nous engloutissons notre nourriture sans y prêter attention, sans respecter le temps qu'il faut à notre corps pour l'assimiler correctement. C'est là qu'intervient un principe fondamental : apprendre à ralentir.

Ralentir, ce n'est pas seulement une invitation à prendre un moment pour soi, c'est aussi un moyen de reconnecter notre corps à son rythme naturel. Et lorsque nous appliquons ce principe à la digestion, les bienfaits sont multiples : une meilleure assimilation des nutriments, une réduction des ballonnements, un meilleur équilibre hormonal et un métabolisme optimisé. C'est un acte de respect envers notre corps, un geste qui lui permet de travailler en harmonie, sans être bousculé.

Le lien entre digestion et vitesse

Notre système digestif, comme toute notre physiologie, est conçu pour fonctionner en douceur, dans un environnement calme. Mais aujourd'hui, nous vivons à une cadence effrénée. Nous ingurgitons nos repas en quelques minutes, souvent devant un écran, absorbés par nos préoccupations. Ce stress, cette agitation, perturbe non seulement notre système nerveux, mais également notre système digestif.

Lorsque nous mangeons rapidement, nous ingérons trop d'air, ce qui peut entraîner des ballonnements et une sensation de lourdeur. De plus, nous ne donnons pas à notre salive le temps d'accompagner la nourriture dans le processus de dégradation initiale des glucides. La salive, chargée d'enzymes digestives, joue un rôle fondamental : elle amorce la digestion des féculents et prépare le terrain pour le reste du processus. Si nous mâchons trop rapidement, cette première étape de la digestion est négligée, ce qui oblige l'estomac et l'intestin à fournir un effort supplémentaire pour compenser.

En ralentissant, nous offrons à notre corps la possibilité d'amorcer chaque phase de la digestion en profondeur. Chaque bouchée est une occasion de nourrir véritablement notre organisme, sans le brusquer, en lui permettant de recevoir et d'assimiler la nourriture de manière optimale.

Les bienfaits d'une digestion lente et consciente

Ralentir permet de prendre conscience de ce que nous mangeons. Lorsque nous mangeons lentement, nous observons la couleur, la texture, l'odeur et même la saveur des aliments. Chaque repas devient un moment de plaisir, un moment d'éveil sensoriel. Nous savourons véritablement notre nourriture, ce qui non seulement apaise notre esprit, mais active également des signaux dans notre cerveau qui favorisent la satiété.

Cette attention consciente nous aide à nous reconnecter à notre faim réelle et à mieux gérer les quantités. En effet, nous avons tous ce réflexe de manger rapidement, souvent bien au-delà de nos besoins, parce que nous n'avons pas pris le temps de ressentir quand nous étions rassasiés. Manger lentement donne au corps le temps d'envoyer le signal de la satiété au cerveau, évitant ainsi les excès.

Une digestion plus lente et plus calme a également des effets bénéfiques sur la santé intestinale. Elle permet de mieux mastiquer les aliments, facilitant ainsi leur dégradation par les sucs digestifs et réduisant la charge de travail de l'estomac. Une digestion bien menée, dans le calme et la sérénité, permet d'optimiser l'absorption des nutriments. Cette assimilation parfaite des éléments nutritifs a pour conséquence de nourrir les cellules de notre corps, de soutenir notre énergie et d'assurer le bon fonctionnement de tous nos organes.

Le rôle du calme et de l'intention dans la digestion

Apprendre à ralentir, c'est aussi accepter de prendre le temps de créer un espace propice à la digestion. L'environnement joue un rôle clé. Manger dans un endroit calme, sans distractions, permet de se concentrer pleinement sur le processus de digestion. Il est aussi primordial de prendre quelques instants pour se détendre avant de passer à table, pour sortir du stress quotidien. Quelques respirations profondes, un moment de gratitude pour la nourriture que l'on va consommer, tout cela prépare notre corps à recevoir ce qu'on lui propose.

L'intention est un ingrédient essentiel. Lorsque nous mangeons avec l'intention de nourrir notre corps, nous envoyons des signaux à notre système digestif pour qu'il fonctionne de manière optimale. L'intention de bien nourrir son corps, de prendre soin de soi à travers ce geste quotidien, est profondément bénéfique. Cela permet de libérer des tensions, d'ouvrir l'esprit et de créer une véritable connexion entre ce que nous mangeons et ce que nous ressentons.

Manger lentement pour équilibrer le corps et l'esprit

Le rythme naturel de la digestion s'accorde à celui de la vie. Chaque fonction de notre organisme suit son propre tempo, celui qui lui est propre. Lorsque nous ralentissons la vitesse de nos repas, nous mettons notre corps en phase avec ses besoins réels. Ce n'est pas la quantité de nourriture que nous consommons qui détermine notre bien-être, mais la qualité de notre relation avec cette nourriture.

Cela va bien au-delà de la simple digestion physique. Lorsque nous prenons le temps de bien manger, nous nourrissons notre esprit. Ce moment devient un rituel apaisant, un moment de bienveillance envers nous-mêmes. Chaque bouchée devient une manière de ralentir le tourbillon de la vie quotidienne, de prendre soin de notre corps, de l'équilibrer et de l'honorer.

Apprendre à ralentir pour mieux digérer, c'est donc une invitation à revenir à l'essentiel. À ralentir pour nous permettre de savourer la vie, de nous nourrir en conscience et d'apporter à notre corps tout ce dont il a besoin pour fonctionner à son plein potentiel. C'est une démarche simple mais profondément efficace pour améliorer notre bien-être général, cultiver la joie dans chaque repas et, ainsi, nourrir notre corps et notre esprit dans un état de sérénité durable.

64. Se reconnecter au plaisir de bouger

Dans un monde où le temps semble toujours pressé, où les obligations s'entassent et où nous sommes constamment sollicités, il est devenu facile d'oublier que le mouvement, dans sa simplicité, est un des plus grands plaisirs naturels de l'être humain. Pourtant, bouger n'est pas seulement une nécessité pour maintenir une bonne santé, c'est un acte de liberté, de joie, de vitalité. Revenir à ce plaisir fondamental, c'est s'offrir la possibilité de rétablir l'équilibre, de renforcer notre corps, mais aussi de nourrir notre esprit.

Beaucoup d'entre nous ont oublié que bouger peut être une source de plaisir pur. Nous avons associé l'exercice à la contrainte, au programme strict, au sacrifice. Nous voyons souvent le mouvement comme une tâche à accomplir plutôt qu'une opportunité de se reconnecter à soi-même. C'est pourquoi il est essentiel de retrouver cette légèreté, ce plaisir simple qui réside dans le fait de se mouvoir.

Le corps, un temple de mouvement

Le corps humain est une merveille d'adaptabilité, conçu pour se mouvoir avec aisance. Nos articulations, nos muscles, nos ligaments, notre cœur, tout est fait pour bouger, pour interagir avec le monde. Il n'est pas fait pour être statique, pour être enfermé dans des positions rigides, assis derrière un écran pendant des heures. La sédentarité est une aberration pour notre biologie. Lorsque nous nous reconnectons à notre corps et à ses besoins fondamentaux de mouvement, nous lui redonnons la possibilité de rayonner.

Revenir au plaisir de bouger, c'est accepter de réintégrer cette activité dans notre quotidien de manière naturelle et sans pression. L'objectif n'est pas de courir un marathon, mais de redécouvrir les plaisirs simples du mouvement : marcher, danser, s'étirer, sauter, rire, respirer profondément. Chaque geste, chaque mouvement peut être une source de joie profonde et de bien-être.

L'importance de bouger pour la santé physique et mentale

Le mouvement est une véritable médecine préventive. Quand nous bougeons, nous renforçons notre système musculaire et osseux, nous améliorons notre circulation sanguine, nous optimisons notre métabolisme et, surtout, nous libérons des endorphines, ces hormones du bonheur. Mais ce n'est pas tout. Bouger permet également de libérer notre esprit des tensions accumulées, de réduire le stress et d'apporter un sentiment de calme intérieur.

Il est prouvé que l'exercice physique libère des neurotransmetteurs qui agissent directement sur notre humeur. Ainsi, bouger avec plaisir devient un moyen naturel d'équilibrer nos émotions, de nous détacher des préoccupations et de renforcer notre santé mentale. L'exercice devient une véritable thérapie contre le stress, l'anxiété et la dépression.

De plus, bouger régulièrement aide à maintenir un poids de forme naturel. Contrairement aux régimes restrictifs qui épuisent l'organisme, l'activité physique permet de réguler notre métabolisme de façon douce et progressive, en stimulant la combustion des graisses et en favorisant la réparation des tissus corporels. Cela nous aide à perdre du poids de manière saine, durable, sans privation, et avec un plaisir retrouvé.

Retrouver la liberté du mouvement à travers des gestes simples

Il n'est pas nécessaire de suivre des programmes intensifs ou des entraînements de haute performance pour bénéficier des bienfaits du mouvement. Revenir au plaisir de bouger, c'est aussi savoir apprécier les gestes simples du quotidien : prendre les escaliers au lieu de l'ascenseur, marcher à un rythme agréable, faire des étirements le matin ou en fin de journée, danser sur sa musique préférée, jardiner, jouer avec ses enfants. Ces petits gestes, accumulés au quotidien, sont bien plus puissants qu'on ne le pense.

Dans un monde où nous sommes souvent sollicités par des programmes de fitness complexes, il est important de revenir à l'essentiel : bouger avec naturel, à l'écoute de son corps. L'idée n'est pas de forcer, mais de trouver la liberté dans le mouvement, de s'écouter, de respecter ses besoins, d'avoir du plaisir dans chaque pas, chaque étirement, chaque soubresaut. La notion de plaisir est essentielle. Plus nous prenons du plaisir à bouger, plus le corps se sent libre, plus l'esprit est calme, plus nous ressentons de l'énergie et de vitalité.

Danser avec la vie

Le mouvement est une danse. Il n'y a pas d'effort dans la danse, il n'y a que l'expression de soi, de la joie, du plaisir, de la liberté. Bouger, c'est danser avec la vie, et chaque geste peut être une danse à part entière. Que ce soit en marchant, en courant, en nageant ou en faisant du yoga, l'idée est de renouer avec la fluidité du corps, de laisser les gestes s'exprimer sans contrainte. C'est là tout l'art de bouger avec plaisir : accepter que chaque mouvement soit une danse, une célébration de la vie.

Le mouvement, un chemin vers l'équilibre

Lorsque nous nous reconnectons au plaisir de bouger, nous entrons dans une dynamique positive qui touche tous les aspects de notre existence. Le corps se renforce, l'esprit s'apaise, les émotions se stabilisent. L'activité physique devient une partie intégrante de notre routine, mais dans une version joyeuse, harmonieuse et respectueuse de notre rythme. C'est un chemin vers l'équilibre, non pas en cherchant à atteindre un idéal imposé, mais en trouvant la forme qui nous convient, celle qui nous permet de nous épanouir pleinement.

En cultivant ce plaisir du mouvement, nous offrons à notre corps l'occasion de se revitaliser et à notre esprit celui de se détendre. Chaque étape est une victoire sur la lourdeur du quotidien, un pas vers une santé durable et une meilleure qualité de vie. Alors, redécouvrons la liberté du mouvement, et permettons-nous de bouger, non pas pour accomplir une tâche, mais pour savourer l'énergie qu'il nous procure.

65. L'amour de soi : clé ultime pour s'alléger

Dans notre quête incessante de santé et de bien-être, il existe une vérité essentielle qui est souvent négligée : l'amour de soi. Ce n'est pas un simple concept théorique ni une idée abstraite, mais bien une force vivante et dynamique, un principe fondamental pour s'alléger, non seulement du poids physique, mais aussi des poids émotionnels et mentaux qui nous alourdissent. L'amour de soi est, en réalité, la clé ultime pour retrouver la légèreté du corps et de l'esprit, pour atteindre une harmonie durable, et, finalement, pour maigrir dans la joie.

Il est important de comprendre que l'amour de soi n'est pas un acte égoïste, ni un acte narcissique. C'est une forme profonde de respect et de bienveillance envers soi-même, un acte sacré qui consiste à honorer notre être dans son entièreté, sans jugement ni critique. L'amour de soi, dans sa pureté, est libérateur. Il permet d'accepter qui nous sommes, avec nos forces et nos faiblesses, et de nous offrir à nous-mêmes la possibilité de guérir, de nous épanouir, de nous transformer.

S'alléger de l'intérieur pour alléger son corps

L'une des raisons pour lesquelles nous avons souvent du mal à perdre du poids de manière durable réside dans notre relation à nous-mêmes. Si nous nous jugeons constamment, si nous nous critiquons sans relâche, si nous n'acceptons pas notre corps tel qu'il est, cela engendre une forme de stress chronique, qui, à long terme, crée un environnement propice aux déséquilibres hormonaux et émotionnels. Le stress libère des hormones telles que le cortisol, qui a pour effet de favoriser le stockage des graisses et d'altérer notre métabolisme.

Lorsque nous apprenons à nous aimer profondément, nous entrons dans un cercle vertueux. En nous aimant, nous choisissons de prendre soin de notre corps, de l'écouter, de lui offrir des aliments nourrissants, des gestes respectueux, de lui donner ce dont il a besoin pour se régénérer. L'amour de soi nous pousse à nous nourrir de manière saine et consciente, à faire des choix qui favorisent notre bien-être à long terme, et non à céder aux tentations de la nourriture industrielle ou des solutions rapides. C'est ce respect et cette attention à soi qui nous permettent de nous alléger naturellement, sans pression, sans culpabilité.

La bienveillance comme moteur du changement

L'un des aspects les plus puissants de l'amour de soi est la bienveillance. Contrairement aux approches rigides de la discipline, la bienveillance se manifeste par une douceur envers soi-même, par la reconnaissance que la transformation se fait dans le respect du rythme de chacun. Au lieu de chercher à imposer des règles strictes ou des régimes draconiens, l'amour de soi nous invite à adopter une approche plus intuitive, plus alignée avec nos besoins réels.

Lorsque nous nous traitons avec bienveillance, nous faisons preuve de patience, de compréhension et de douceur envers nos imperfections. Cela signifie accepter qu'il y ait des moments où nous dévions de notre chemin, où nous faisons des choix moins sains, sans nous flageller. L'important n'est pas la perfection, mais la continuité de l'effort, dans l'amour et la gratitude pour ce que nous accomplissons. Cette bienveillance nous permet de relâcher les tensions inutiles, de réduire l'anxiété liée à la nourriture et à notre image corporelle, et de créer un espace pour la transformation.

L'amour de soi et l'équilibre émotionnel

Notre rapport à la nourriture est profondément influencé par nos émotions. Souvent, nous mangeons non pas parce que nous avons faim, mais pour combler un vide émotionnel, pour gérer le stress, la tristesse, l'anxiété ou même la joie. Ce mécanisme, bien que naturel, peut créer des déséquilibres dans notre corps et dans notre esprit. Lorsque nous ne nous aimons pas ou lorsque nous nous jugeons trop sévèrement, nous cherchons inconsciemment à remplir ce vide intérieur avec de la nourriture.

En pratiquant l'amour de soi, nous commençons à identifier ces émotions et à les apprivoiser. Au lieu de chercher à fuir ou à étouffer nos sentiments avec de la nourriture, nous apprenons à les accueillir, à les comprendre, à les libérer de manière saine. L'amour de soi nous offre la possibilité de nous reconnecter à notre essence profonde, de trouver des moyens plus équilibrés et plus naturels de gérer nos émotions, sans recourir à des comportements alimentaires destructeurs.

La transformation commence par l'acceptation

L'acceptation de soi est la première étape vers la transformation. Nous ne pouvons pas changer ce que nous ne voulons pas voir ni accepter. L'acceptation de notre corps tel qu'il est, avec toutes ses imperfections, ses spécificités, et ses particularités, est une forme d'amour radical. Ce n'est pas un acte passif, mais un acte d'affirmation de notre droit à être en bonne santé, à être heureux, à vivre pleinement. C'est reconnaître que chaque cellule de notre corps mérite respect et soin.

En cultivant cette acceptation, nous nous donnons la permission de nous transformer. Nous cessons de lutter contre notre corps et ses imperfections et nous entamons un voyage vers la guérison et l'équilibre. L'acceptation est un geste puissant qui libère l'énergie nécessaire à la régénération de notre organisme. Elle nous permet de faire des choix plus éclairés, plus nourrissants, en écoutant véritablement ce dont notre corps a besoin.

S'aimer pour alléger le corps et l'esprit

L'amour de soi est le fondement d'une vie épanouie et équilibrée. En nous aimant, nous libérons de la place pour la guérison, la croissance, et la transformation. C'est un amour inconditionnel qui se manifeste par des gestes quotidiens de bienveillance, de respect et de douceur. Cet amour est la force intérieure qui nous guide vers un corps léger, un esprit apaisé et une vie pleine de joie. S'alléger ne se fait pas par des régimes draconiens ou des privations, mais par un acte d'amour profond et sincère envers soi-même. C'est en nourrissant notre âme de bienveillance et de compassion que nous pouvons vraiment allier légèreté et santé.

66. Le pardon envers son corps

Dans notre société moderne, le rapport à notre corps est souvent marqué par des jugements sévères, des attentes irréalistes et une quête incessante de perfection. Ce regard critique, cette constante comparaison aux modèles imposés, finissent par nuire à l'amour que l'on porte à soi-même. Pourtant, le véritable chemin vers la légèreté, qu'elle soit physique, mentale ou émotionnelle, passe par un geste simple mais profond : le pardon envers soi-même et, en particulier, envers son corps.

Le corps, ce précieux vaisseau qui nous accompagne tout au long de notre vie, est souvent maltraité, ignoré ou négligé. Nous lui imposons des régimes contraignants, des privations, des efforts incessants, tout en lui reprochant d'être trop gros, trop mince, trop fatigué, ou tout simplement "pas assez". Mais comment espérer trouver la paix intérieure si nous nourrissons une relation de violence et de rejet envers celui qui nous porte ? Le pardon envers notre corps est le premier pas vers une réconciliation avec soi, une acceptation radicale de ce que nous sommes.

Accepter son corps tel qu'il est

Le pardon commence par l'acceptation. Accepter son corps tel qu'il est, sans chercher à le changer, à l'améliorer, à l'assujettir à des normes extérieures. Cela ne signifie pas se résigner à la stagnation ou à l'inertie, mais reconnaître que chaque corps est unique, qu'il porte en lui l'histoire de nos expériences, de nos blessures, mais aussi de nos guérisons. Le corps n'est pas notre ennemi, il est notre allié. Il réagit à nos émotions, à nos pensées, à nos choix de vie, et il nous invite à écouter ses messages. Lorsque nous lui pardonnons de ne pas correspondre à l'idéal que nous lui avons imposé, nous commençons à établir une relation harmonieuse et respectueuse.

Le pardon envers son corps, c'est lui accorder la liberté d'être ce qu'il est, sans l'entraver de jugements ni de diktats. C'est accepter sa forme, ses imperfections, ses besoins, ses rythmes, ses limites, et lui offrir ce dont il a réellement besoin pour se nourrir, se reposer et se régénérer. Cette acceptation est la clé pour alléger nos pensées et nos émotions, car elle nous libère des poids du rejet et de la culpabilité.

Se défaire des blessures émotionnelles

Beaucoup d'entre nous portent des blessures émotionnelles liées à notre corps. Ces blessures peuvent provenir de traumatismes passés, de remarques blessantes, de comparaisons incessantes ou de l'échec de régimes multiples. Elles se manifestent souvent par des troubles alimentaires, des comportements de restriction, des compulsions, des frustrations. Mais ces blessures ne peuvent être guéries par la violence, ni par l'exigence. Elles nécessitent, au contraire, du temps, de la douceur et de la compréhension.

Se pardonner à soi-même, c'est aussi se libérer de ces fardeaux émotionnels. C'est comprendre que notre corps n'est pas responsable de nos souffrances passées, qu'il n'est pas coupable de n'avoir pas répondu aux attentes que nous lui avons imposées. Il a simplement réagi à notre environnement, à nos choix, à notre état émotionnel. Le pardon permet de lâcher prise, de guérir les blessures invisibles et de retrouver la paix avec soi-même.

Nourrir son corps avec amour

Le pardon ne se limite pas à une démarche intellectuelle ou émotionnelle, il se traduit dans nos actes quotidiens. Se pardonner à soi-même, c'est aussi choisir de nourrir notre corps avec amour et bienveillance. Cela signifie lui offrir des aliments vivants, riches en nutriments et en énergie, qui respectent son équilibre naturel. C'est choisir de le chérir par des gestes simples : de l'eau pure pour l'hydrater, des légumes frais et de saison pour le nourrir, des moments de calme pour le restaurer.

Le pardon passe également par la pratique de l'écoute. Au lieu de contraindre notre corps à suivre un régime ou un programme de sport dicté par des normes extérieures, nous devons lui apprendre à l'écouter. Quels aliments lui conviennent vraiment ? Quand a-t-il besoin de repos ? Quand est-il prêt à se dépenser ? L'écoute attentive de ses besoins nous guide vers des choix plus adaptés, plus respectueux, et permet à notre corps de retrouver son équilibre naturel.

Le pardon et la transformation intérieure

Se pardonner à soi-même, c'est accepter que notre parcours soit fait de hauts et de bas, de réussites et de ratés, sans jamais juger. C'est la clé pour nous libérer de la culpabilité, du stress et de la pression constante. En pardonnant à notre corps, nous retrouvons notre pouvoir intérieur, nous renouons avec la confiance, et cette transformation intérieure se reflète naturellement sur notre corps. Le poids n'est plus une obsession, il devient secondaire par rapport à l'essentiel : notre bien-être.

Le pardon envers son corps, loin d'être un renoncement ou une résignation, est un acte d'amour profond. C'est un engagement à prendre soin de soi, à honorer son corps tel qu'il est, à lui offrir ce qu'il mérite pour se régénérer. Ce processus est libérateur et transforme notre relation avec nous-mêmes. En cultivant l'amour et le respect, nous nous allégeons, non seulement de notre poids physique, mais aussi de nos poids émotionnels. Le pardon est la voie vers une transformation durable, harmonieuse, et joyeuse.

67. Créer des habitudes joyeuses et durables

Changer ses habitudes alimentaires et de vie pour retrouver la vitalité et la légèreté n'est pas un chemin de privation ou de lutte constante contre soi-même. C'est un voyage d'épanouissement, d'écoute et de plaisir. C'est en intégrant des habitudes joyeuses et durables dans notre quotidien que nous pouvons atteindre un bien-être véritable, sans avoir à compter les calories ni à vivre dans la contrainte. Il ne s'agit pas de se forcer à faire quelque chose qui ne nous plaît pas, mais d'adopter des pratiques qui nourrissent à la fois notre corps, notre esprit et notre âme.

L'idée de changer ses habitudes, notamment alimentaires, peut sembler intimidante, voire accablante. Trop souvent, nous pensons que pour réussir à maigrir ou à prendre soin de notre santé, il nous faut sacrifier des plaisirs ou adopter des comportements stricts et sévères. Mais c'est précisément cette approche extrême qui mène à l'échec, à la frustration et, finalement, à l'abandon. Les habitudes qui nous permettent de nous sentir bien, de nous nourrir et de nous épanouir doivent être faciles à intégrer, joyeuses et alignées avec notre véritable nature.

L'importance de la douceur et de la simplicité

La première règle pour créer des habitudes durables est de se concentrer sur la simplicité et la douceur. Il ne s'agit pas de tout chambouler d'un coup, mais d'intégrer progressivement de nouvelles pratiques qui nous correspondent. Il faut se donner la permission de ne pas être parfait, d'avancer à son rythme et d'être bienveillant envers soi-même. Cela commence par de petites actions quotidiennes, mais pleines de sens : boire un verre d'eau à jeun le matin, s'offrir une promenade dans la nature, prendre le temps de savourer un repas en pleine conscience.

Ces gestes simples, mais profondément nourrissants, peuvent sembler anodins, mais ils constituent la base d'un mode de vie qui respecte notre équilibre naturel. Le but n'est pas de cocher des cases, mais de vivre chaque action avec attention et gratitude. C'est ainsi que nous créons des habitudes joyeuses, qui viennent en résonance avec notre corps et nos besoins profonds.

Le plaisir au cœur des changements

Un élément essentiel pour créer des habitudes durables est de mettre le plaisir au cœur de notre quotidien. Trop souvent, nous associons l'idée de « changement » à une forme de sacrifice, mais en réalité, ce sont les habitudes qui nous procurent du plaisir qui ont le plus de chance de durer. C'est ce plaisir qui va nous encourager à répéter ces actions jour après jour, sans que cela ne ressemble à un effort.

Prenons l'exemple de l'alimentation. Plutôt que de voir le fait de manger sainement comme une contrainte, voyons-le comme une invitation à explorer de nouveaux goûts, de nouvelles textures, à découvrir des recettes simples et savoureuses, à savourer chaque bouchée. Manger avec plaisir, c'est nourrir notre corps de manière joyeuse et consciente. Ce n'est pas l'obligation de suivre un régime, mais la liberté d'embrasser des aliments vivants et de saison, de faire des choix qui nous ravissent et qui nourrissent notre énergie de manière durable.

Le plaisir, c'est aussi le mouvement. Nous n'avons pas à nous forcer à suivre des routines de sport que nous détestons. L'activité physique doit être une source de joie. Cela peut être une danse improvisée dans le salon, une balade dans le parc, du yoga, du jardinage… Peu importe la forme que cela prend, tant que l'activité nous permet de nous reconnecter à notre corps, à notre respiration et à nos sensations. Le plaisir devient le moteur de notre transformation, et non un simple objectif à atteindre.

L'écoute de soi comme guide

Pour qu'une nouvelle habitude devienne véritablement durable, elle doit se faire en accord avec nos besoins et notre rythme. Il est essentiel d'écouter notre corps et nos émotions, plutôt que de suivre des recommandations extérieures qui ne tiennent pas compte de notre individualité. Lorsque nous nous laissons guider par ce que nous ressentons vraiment, nous nous engageons dans une démarche naturelle, fluide, qui respecte nos capacités et nos envies.

Cela signifie s'arrêter de temps en temps pour poser un regard bienveillant sur soi-même et ses besoins. De quelle énergie ai-je besoin aujourd'hui ? Est-ce que je ressens l'envie de bouger ou de me reposer ? Est-ce que ce repas me nourrit vraiment ? Ces questions simples, mais cruciales, nous aident à rester alignés avec nos valeurs et nos aspirations profondes, sans forcer ni juger.

La constance, mais sans pression

La constance dans l'adoption de nouvelles habitudes est importante, mais elle doit être nourrie d'une bienveillance infinie. Il est normal de rencontrer des obstacles, des moments de découragement, voire de rechuter. Mais ce qui compte, ce n'est pas la perfection, mais l'intention et l'engagement à chaque instant. Si nous nous laissons entraîner par la pression de devoir être parfaits, nous risquons de créer un climat de stress et de culpabilité qui détruit tout le travail accompli.

Les habitudes joyeuses se construisent dans l'acceptation du fait que tout est un chemin, avec ses hauts et ses bas. C'est dans cette souplesse que la durabilité réside. En nous autorisant à prendre du temps, à faire une pause, à revenir à nos pratiques avec enthousiasme, nous donnons à notre corps et à notre esprit la possibilité de se régénérer et de prospérer.

Un équilibre de vie en harmonie avec soi-même

Créer des habitudes joyeuses et durables, c'est avant tout s'engager dans un processus d'auto-nourrissage. Il ne s'agit pas de suivre un plan strict, mais d'adopter des pratiques qui, au fil du temps, nous permettent de vivre en harmonie avec nous-mêmes. C'est comprendre que la beauté d'une vie saine réside dans la légèreté de l'être, dans la fluidité des gestes quotidiens et dans le plaisir que l'on y trouve. Ce sont ces petites actions répétées avec amour et attention qui, au fil du temps, créent une véritable transformation. Et c'est là que réside la clé pour une vie épanouie, une vie qui honore le corps, l'esprit et l'âme.

En cultivant ces habitudes joyeuses et naturelles, nous nous offrons le plus beau des cadeaux : une vie légère, sereine, pleine de vitalité, et surtout, de plaisir.

68. Maigrir, c'est renaître à soi-même

Maigrir, ce n'est pas une simple question de poids. C'est un chemin de transformation profonde, un acte de réconciliation avec soi-même. Trop souvent, nous associons la perte de poids à des sacrifices, à des régimes stricts et à la contrainte. Pourtant, maigrir véritablement, c'est d'abord un retour à soi, une renaissance. C'est la possibilité d'être à nouveau pleinement présent dans son corps, dans son cœur et dans sa tête. C'est une invitation à renouer avec notre essence, à redevenir la personne que nous avons toujours été, mais que nous avons parfois perdu de vue dans le tumulte de nos vies modernes.

Le processus de maigrir est avant tout une démarche d'acceptation et d'écoute. Ce n'est pas une guerre contre notre corps, mais une alliance avec lui. Il s'agit de comprendre que chaque cellule, chaque organe, chaque muscle est un message de notre être profond. Lorsqu'on décide de se libérer du poids superflu, c'est avant tout pour se débarrasser des poids invisibles, ceux qui alourdissent notre esprit, nos émotions, et qui nous empêchent de vivre pleinement. C'est une chance de se libérer des mémoires corporelles qui pèsent sur nous et qui nous empêchent d'évoluer.

L'importance de l'écoute intérieure

Renaître à soi-même, c'est avant tout renouer avec cette écoute intérieure qui nous guide. Nous avons souvent perdu cette capacité à entendre ce que notre corps, notre cœur et notre esprit ont à nous dire. Nos pensées, nos émotions, nos envies, tout cela a un impact direct sur notre bien-être physique. En réapprenant à écouter nos besoins fondamentaux, nous devenons plus conscients de ce que nous mangeons, de ce que nous ressentons, de ce que nous vivons. Nous nous permettons ainsi de vivre une transformation plus douce, plus respectueuse de notre nature profonde.

Se reconnecter à son corps, c'est le premier pas pour se libérer du poids excessif. Nous avons tendance à nourrir notre corps sans véritablement l'écouter, à manger par habitude ou pour combler un vide émotionnel. Mais une fois que nous nous arrêtons pour écouter, nous nous apercevons souvent que nos besoins réels sont bien différents de ce que nous imaginions. Nous avons besoin de nous nourrir de manière vivante, de nourriture pleine de vitalité, de couleurs, de saveurs naturelles, qui sont en parfaite harmonie avec notre être intérieur.

Nourrir le corps, nourrir l'âme

Maigrir, c'est se nourrir autrement. Ce n'est pas un acte de restriction, mais un acte d'amour envers soi. Il ne s'agit pas d'éliminer des aliments ou de se priver de plaisir, mais de choisir des aliments qui nourrissent vraiment notre corps, qui lui apportent l'énergie nécessaire pour rayonner. Ce sont des aliments vivants, vibrants, tels que les fruits, les légumes, les graines germées, les légumineuses, les céréales complètes, qui nourrissent nos cellules et restaurent notre équilibre intérieur. Les aliments vivants sont le reflet de notre propre vitalité.

Mais il ne suffit pas d'apporter une nourriture saine à notre corps. Il faut aussi nourrir notre âme. Cela passe par l'attention que nous accordons à chaque geste, chaque repas, chaque mouvement. Nous devons manger en pleine conscience, en appréciant chaque bouchée, en savourant la texture et le goût, en honorant l'aliment qui nous permet de vivre et d'évoluer. C'est dans cette connexion avec la nature et avec soi-même que se trouve la véritable guérison.

La beauté d'une transformation douce

Renaître à soi-même ne signifie pas un changement brutal, mais un processus graduel, respectueux de notre rythme. La transformation vient lorsque nous lâchons prise sur nos anciennes croyances et que nous commençons à accepter notre corps tel qu'il est, dans sa beauté originelle. Maigrir devient alors un acte d'amour, un processus naturel qui émerge lorsque nous arrêtons de nous battre contre nous-mêmes. Ce n'est pas une question de perfection, mais de progression.

La beauté d'une telle transformation réside dans la douceur. C'est une métamorphose lente mais profonde. En prenant soin de notre corps, nous permettons à notre esprit de se libérer, et nous créons ainsi un cercle vertueux. Plus nous nous respectons, plus nous devenons légers, à la fois dans notre corps et dans notre esprit. Nous nous sentons plus libres, plus vivants, plus épanouis.

Se libérer du poids des émotions

La perte de poids, dans sa dimension la plus profonde, est aussi une manière de se libérer des émotions négatives qui nous encombrent. Trop souvent, nous avons recours à la nourriture comme à un mécanisme de défense face au stress, à la tristesse, à l'anxiété ou à la frustration. Mais une fois que nous nous réconcilions avec nous-mêmes, que nous acceptons nos émotions et que nous choisissons de les libérer d'une manière plus saine, le besoin de recourir à la nourriture émotionnelle diminue. Nous apprenons à vivre nos émotions pleinement, sans chercher à les étouffer avec de la nourriture.

Ce travail de guérison émotionnelle est tout aussi essentiel que la guérison physique. C'est un processus de transformation intérieure qui accompagne notre évolution. En apprenant à écouter et à honorer nos émotions, nous nous permettons de lâcher prise sur les anciennes blessures et de créer de nouvelles perspectives de vie.

Une nouvelle vision du corps

Maigrir, c'est aussi redonner au corps la place qu'il mérite. Ce n'est pas un simple réajustement physique, mais une véritable réconciliation avec l'image de soi. Nous cessons de nous voir comme un corps imparfait ou trop lourd. Nous commençons à percevoir notre corps comme un temple sacré, un instrument de vie et de joie. Chaque mouvement devient un acte de gratitude, chaque respiration une source d'énergie renouvelée. C'est dans cette nouvelle vision de soi que la transformation prend toute sa dimension.

L'amour de soi comme moteur

Maigrir, c'est renaître. Et la clé de cette renaissance réside dans l'amour de soi. C'est cet amour inconditionnel qui nous pousse à prendre soin de notre corps, à respecter notre rythme, à nourrir notre âme. En cultivant cet amour profond, nous ouvrons la porte à une vie plus légère, plus sereine, plus épanouie. Maigrir devient alors une célébration de la vie, une célébration de soi.

C'est dans cet espace d'amour, de respect et de douceur que la transformation se fait. Et c'est ainsi que, jour après jour, nous renaissons à nous-mêmes, dans toute notre beauté, notre vitalité et notre liberté.

69. Vivre avec légèreté : la joie retrouvée

Vivre avec légèreté ne signifie pas seulement porter un corps plus mince. C'est un art de vivre, une manière de réapprendre à se sentir libre dans son être, de libérer non seulement son corps, mais aussi son esprit et son cœur. La légèreté est un état intérieur, un équilibre subtil entre ce que nous mangeons, ce que nous pensons, et comment nous agissons. C'est un chemin vers la joie véritable, celle qui se trouve en nous, dans le respect de notre corps et de notre nature profonde.

Légèreté, ce mot peut paraître simple, mais il est porteur de sens. Légèreté physique, certes, mais aussi émotionnelle, mentale, et spirituelle. C'est un appel à déposer ce qui nous pèse, à nous alléger de nos pensées limitantes, de nos habitudes alimentaires artificielles, de nos croyances ancrées dans le manque ou la souffrance. La légèreté, c'est la liberté retrouvée.

Revenir à la simplicité

Pour vivre avec légèreté, il faut d'abord revenir à la simplicité. Trop souvent, nous compliquons nos vies, que ce soit à travers nos choix alimentaires, nos rythmes de vie ou nos interactions sociales. Le secret de la légèreté réside dans la capacité à simplifier, à éliminer le superflu et à se concentrer sur l'essentiel. En matière d'alimentation, cela signifie revenir à une alimentation vivante, pleine de couleurs, de saveurs authentiques et nourrissantes. Des fruits frais, des légumes de saison, des graines germées et des céréales complètes, voilà les piliers de la légèreté.

L'alimentation vivante est celle qui nous connecte à la terre, à la nature, et à notre propre vitalité. Elle nous permet de nourrir notre corps sans l'alourdir, en respectant son rythme naturel et ses besoins réels. En mangeant ainsi, nous libérons notre organisme de l'inflammation, des toxines et des excès de nourriture transformée qui sont responsables de la lourdeur physique et mentale.

Le corps comme reflet de l'esprit

Notre corps est le miroir de notre état d'esprit. Lorsqu'il est alourdi, engourdi par une nourriture mal adaptée ou par des émotions refoulées, il nous parle. La légèreté physique naît de l'équilibre intérieur, de l'harmonie entre ce que nous mangeons, ce que nous pensons et la manière dont nous nous mouvons. En apprenant à écouter les messages de notre corps, nous nous donnons la chance de comprendre ce qui le pèse et de lui offrir la liberté de se libérer.

L'exercice physique joue un rôle essentiel dans cette quête de légèreté. Le mouvement permet au corps de se libérer des tensions accumulées, des toxines et des blocages. Il dynamise la circulation sanguine, favorise la détoxification, et surtout, il nous reconnecte à notre joie de vivre. Il ne s'agit pas ici de rechercher la performance ou l'épuisement, mais d'apprendre à bouger avec plaisir, avec fluidité, avec légèreté.

Cultiver une respiration profonde

Une autre clé pour vivre avec légèreté est la respiration. Respirer profondément, lentement, c'est nous ancrer dans l'instant présent, dans notre corps. Une respiration consciente permet de libérer les tensions, de nourrir chaque cellule de notre corps en oxygène, et de favoriser la détente. Elle est une véritable alliée de la légèreté, car elle nous aide à lâcher prise, à nous débarrasser des poids invisibles que nous portons souvent sans le savoir.

Lorsque nous apprenons à respirer pleinement, nous ressentons une légèreté dans notre corps et dans nos pensées. La respiration consciente est une invitation à ralentir, à nous poser, à nous reconnecter à notre essence. C'est un acte de bienveillance envers nous-mêmes, une manière de nous permettre d'être en harmonie avec ce que nous sommes.

Le lâcher-prise, clé de la légèreté

Le lâcher-prise est sans doute l'un des aspects les plus importants de la légèreté. Nous avons souvent tendance à nous accrocher à des idées, des émotions, des situations, des comportements qui nous alourdissent. Le lâcher-prise n'est pas un renoncement, mais une manière de libérer l'énergie qui est bloquée en nous, de nous défaire de ce qui nous empêche d'avancer. C'est aussi se permettre d'accepter que tout ne soit pas parfait, que notre parcours de vie, tout comme notre transformation, est un chemin fait d'apprentissages, de hauts et de bas.

En cultivant cette capacité à laisser aller ce qui n'est plus utile, nous nous libérons. Nous nous allégeons de nos peurs, de nos doutes, et de nos tensions. Le lâcher-prise est une pratique quotidienne, un choix que nous faisons à chaque instant. Plus nous nous autorisons à relâcher les poids du passé, plus nous faisons de la place pour la légèreté et la joie.

La joie de vivre au présent

Vivre avec légèreté, c'est avant tout vivre pleinement dans l'instant présent. Trop souvent, nous vivons dans le passé, attachés à des souvenirs douloureux ou à des regrets, ou dans le futur, anxieux de ce qui pourrait arriver. La légèreté, c'est être là, ici et maintenant, pleinement connectés à notre expérience de vie. C'est savourer chaque moment, chaque geste, chaque respiration. C'est ressentir la gratitude pour ce que nous avons, sans attendre que tout soit parfait.

La légèreté est une forme de joie pure, celle qui naît lorsque nous acceptons de vivre sans fardeau, lorsque nous nous autorisons à goûter pleinement à la beauté de chaque instant. C'est une joie tranquille, une joie intérieure qui ne dépend pas des circonstances extérieures, mais qui émane de notre être profond.

Légèreté et transformation

Vivre avec légèreté est aussi un acte de transformation. En choisissant de nous alléger, nous transformons non seulement notre corps, mais aussi notre relation avec nous-mêmes et avec le monde. Nous apprenons à vivre avec plus de fluidité, de douceur et de respect envers nous-mêmes. Nous nous offrons la possibilité de changer nos habitudes, de changer notre regard sur le monde, et de retrouver notre véritable essence.

La légèreté est un voyage, pas une destination. Elle est le reflet de notre engagement à prendre soin de nous, à écouter notre corps, à nourrir notre esprit et à cultiver notre joie. C'est un chemin vers la liberté, la sérénité et la paix intérieure. Et c'est dans cette légèreté retrouvée que nous pouvons pleinement rayonner, vivre et être heureux.

Vivre avec légèreté, c'est donc bien plus qu'un simple objectif physique. C'est un véritable art de vivre, un état d'esprit, une manière de nourrir notre corps et notre âme avec amour et respect, pour que, chaque jour, nous nous rapprochions un peu plus de la joie profonde qui réside en nous.

Chers lecteurs,

Au terme de ce voyage à travers les principes d'une alimentation vivante et anti-inflammatoire, il est temps de vous rappeler que la véritable transformation ne réside pas dans un simple changement de poids, mais dans une transformation profonde de votre être. Ce chemin que vous avez parcouru à travers ces pages vous invite à une reconnexion intime avec votre corps, vos émotions et vos aspirations. Maigrir dans la joie n'est pas une course vers une silhouette parfaite, mais une invitation à renouer avec votre essence, à honorer votre corps, et à embrasser chaque étape de votre parcours avec bienveillance et patience.

Il est désormais temps pour vous de nourrir votre corps de la manière la plus naturelle qui soit, avec des aliments qui l'élèvent et le respectent. Les choix que vous faites chaque jour ont un pouvoir immense sur votre bien-être, non seulement physique mais aussi mental et émotionnel. Votre corps est votre temple, et il mérite tout l'amour et l'attention que vous pouvez lui offrir.

Je vous encourage à continuer sur ce chemin, à écouter vos besoins profonds, à célébrer chaque progrès, aussi petit soit-il. Votre bien-être est un voyage, et chaque pas vers la légèreté, la joie et la santé est une victoire. Prenez le temps de savourer chaque instant et d'honorer votre transformation.

Si vous avez trouvé ces pages utiles et inspirantes, n'hésitez pas à partager votre expérience avec d'autres. Vos mots peuvent être une source de motivation et d'inspiration pour ceux qui, comme vous, cherchent à vivre une vie plus saine et plus joyeuse. Laissez une appréciation, un témoignage de votre parcours, afin que cette aventure de transformation puisse toucher encore plus de personnes.

Je vous remercie profondément d'avoir pris ce temps pour vous, pour votre santé et pour votre bonheur. Que la joie, la vitalité et l'équilibre soient avec vous à chaque instant de votre chemin.

Avec tout mon cœur et ma gratitude.